歯科衛生士のための
食べるを守るシームレスケア
急性期・回復期・施設・在宅における口腔健康管理

監修　公益社団法人 日本歯科衛生士会

編集主幹　森戸光彦　鶴見大学名誉教授

編　著　武井典子　公益社団法人日本歯科衛生士会会長
　　　　久保山裕子　公益社団法人日本歯科衛生士会常務理事
　　　　山口朱見　公益社団法人日本歯科衛生士会理事
　　　　大渡凡人　九州歯科大学口腔保健・健康長寿推進センター教授

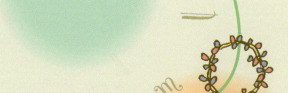

医歯薬出版株式会社

【執筆者一覧】

● 監　　修　　公益社団法人日本歯科衛生士会

● 編集主幹　　森戸　光彦　　鶴見大学名誉教授

● 編　　著　　武井　典子　　公益社団法人日本歯科衛生士会会長
　　　　　　　久保山裕子　　公益社団法人日本歯科衛生士会常務理事
　　　　　　　山口　朱見　　公益社団法人日本歯科衛生士会理事
　　　　　　　大渡　凡人　　九州歯科大学口腔保健・健康長寿推進センター教授

● 著　　　　　廣瀬　知二　　医療法人伊東会伊東歯科口腔病院訪問診療部長
　　　　　　　古川由美子　　医療法人社団寿量会熊本機能病院訪問歯科連携センター

This book was originally published in Japanese
under the title of：

SHIKAEISEISHI-NO TAME NO
TABERU-WO MAMORU SHIMURESU KEA
KYUSEIKI KAIFUKUKI SHISETSU ZAITAKU-NIOKERU KOKUKENKOKANRI
(Introduction for Dental Hygienists, How to Support Eating by Seamless Care
The Oral Health Management For Acute Stage, Subacute Stage, and at Health
Services Facility, Home Care)

General Editor：
Japan Dental Hygienist's Association

Chief Editor：
MORITO, Mitsuhiko
　Emeritus Professor, Tsurumi University

© 2018 1st ed.

ISHIYAKU PUBLISHERS, INC.
　7-10, Honkomagome 1 chome, Bunkyo-ku,
　Tokyo 113-8612, Japan

監修の序

　日本は超高齢社会を迎え，地域包括ケアシステムの構築が急がれており，従来の外来患者中心の「歯科医院完結型」から「地域完結型」へと大きく変化しています．このような中，在宅療養者や要介護高齢者が口から食べる機能を維持して低栄養や誤嚥性肺炎を予防し，おいしく食べ，楽しく話し，快適な生活を過せるよう口腔衛生・口腔機能管理を担う歯科衛生士の役割に期待が高まっております．この状況の下で，医療・介護と連携した歯科医療の推進を図るためには，入院患者等の口腔機能管理の充実とともに，在宅歯科医療に移行するうえでのサポートが必須であり，退院支援等の連絡・調整に対応できる歯科衛生士の人材育成が求められます．さらに，介護予防におけるフレイル予防を目指した口腔機能向上の推進が求められており，地域ケア会議等において歯科医療および口腔の健康ニーズを把握してサービス提供につなげるなど，多職種連携による支援の重要性が高まっています．

　これらに対応するうえで，歯科診療所のみならず地域包括ケアシステムの推進に向けても歯科衛生士不足が深刻な問題となっています．そこで本会では，今まで歯科診療所に通院されていた患者さんが，介護等が必要となり通院できなくなっても，病院，施設，在宅に訪問して，人生の最期まで患者さんの生活に寄り添った歯科医療が提供できるような研修が必要であると考え，本書を企画・出版する運びとなりました．

　第1章では，歯科診療所に通院できなくなった患者さんが居る場所，急性期病院，回復期病院，施設，在宅（終末期含む）等をイメージしやすいように編集しました．そして第2章では他の職種と連携するために歯科衛生士が頻繁に遭遇する10症例を事前情報，口腔健康アセスメント，口腔健康管理計画，本人・家族・他の職種への指導内容，経過の順に編集しました．研修会等にて，本書の症例を活用して患者さんの全身状態の把握，その状況を踏まえたうえでの歯科医療や歯科保健の課題を抽出して「口腔健康管理計画」を立てる演習を行えるように編集しております．特に今回は，初めて経験する歯科衛生士から経験豊かな歯科衛生士まで，共に学ぶことができるグループワーク法（KJ法）まで詳細に記載しております．症例に目を通すだけではなく，積極的に研修会を開催いただき，本書をテキストにグループワークを繰り返し，臨床実践力を高めていただけましたら幸いです．たくさんの歯科衛生士が本書をテキストに地域包括ケアシステムの中で多・他の職種と協労して専門性を発揮していただくことを願ってやみません．

2018年7月

公益社団法人　日本歯科衛生士会
会長　武井典子

Prologue プロローグ

　「口腔ケア」という言葉ほど，とらえどころのないものはありません．使う人によって，伝えたい内容が異なるからです．また，定義らしい定義がなされないまま使われ，一人歩きしてしまいました．これまで何度も「きちんと定義しよう」と試みられました．2015年，日本歯科医学会と日本歯科医師会合同の委員会で一つの結論が導かれました[1]．歯科医療全体を指す言葉として，英語表記では「Oral Health Care」という言葉があります．この言語にも適切な日本語がありませんでしたが，この度「口腔健康管理」という言葉が充てられたようです．その中では，口腔の衛生状態を維持・向上させ，指導することが「口腔衛生管理」という言葉にまとめられました．英語的表現は，おそらく「Oral Hygienic Care」が適切と考えています．また口腔機能の維持向上を目的としたほとんどの歯科治療や患者指導などが「口腔機能管理」と位置付けられました．英語表現は，「Oral Functional Care」がいいのではと考えています．そのいずれも「いわゆる口腔ケア」は含まれません．歯科医師や歯科衛生士などの口腔の専門家以外が行うものを「口腔ケア」ということになったのです．

　一方で，平成17年7月26日に厚生労働省医政局から，「原則として医行為としないもの」として通知が行われました．その内容は，「重度の歯周病等がない場合の日常的な口腔内の刷掃・清拭において，歯ブラシや綿棒又は巻き綿糸などを用いて，歯，口腔粘膜，舌に付着している汚れを取り除き，清潔にすること」でした．まさに対象となっている内容は，長く使われてきた「いわゆる口腔ケア」のようです．これを「医行為」ではないとしたのです．言い換えると，私たちのような「口腔の専門家が行う行為ではない」ということです．私たちは本人や家族，また他職種の方々に「有効な口腔ケアを指導する」のが仕事ということになります．

　「口腔ケア」という言葉の語源について，振り返ってみましょう．1970年代にアメリカの看護学の書物(死生学・Thanatology)の中に「Oral Care」として登場しています[2]．「ターミナルケアにおいて，口腔内を清潔に保つことが，最も重要」と書かれています．その言葉が日本に入ってきて，さまざまな場面で使われるようになり現在に至っています．口腔内を清潔に保つよう専門的に介入することを「専門的口腔ケア」とよび，個人が行うことを「セルフケア」とよぶのは当然の帰結かもしれません．歯科には本来，歯科衛生士や歯科医師が行う「Oral Hygienic Care」という言葉があり，一部治療行為や口腔機能に関することまで加えて，「専門的口腔ケア」という流れがあります．そんなところにも混乱の原因があるかもしれません．「高齢者の口腔機能低下」が盛んに問題視されるようになり，ますます口腔の専門家としての知識と技量が求められるようになりました．

広く使われてきた「口腔ケア」という言葉をすぐに切り替えるのは困難と思いますが，私たち口腔の専門家としては自覚をもって患者や利用者に対応すべきと考えます．本書でも言葉の言い換えは，かえってわかりにくくすることも考えられますので新しい用語に切り替えてあります．読者のみなさまには上記のことをしっかりと理解しながら，「切れ目のないケア（シームレスケア）」に取り組んでいただければと存じます．

　高齢患者が増えたことは，よく知られていますが，さらにその高齢者たちが長寿にもなりました．昼間のバスや電車に乗ると，高齢者施設の送迎バスではないか？ 老人会の団体旅行ではないか？ と思わされることが頻繁にあります．東京においてもそうなのですから，高齢化の進んだ地域では，もっとその現象が顕著でしょう．人間は年齢を重ねると，諸器官の機能低下や免疫低下，細胞の老化などさまざまな原因が，その個体に病気をもたらします．その結果，若い働き盛りの人たちが街にあふれていたのと同じように，今度は病棟や家の中，高齢者施設の中にあふれることになります．

　歯科医療は，ほぼ100％外来診療中心に発達してきました．100年以上もその状態が続くと，それ以外は考えられなくなります．最近でこそ，在宅医療用の器材がかなり開発されましたが，在宅患者や入院患者，施設入所者などを対象とした「訪問診療」に，いささか気持ちが向きにくいのは，ある程度仕方ないのかもしれません．しかし，そこには多くの患者が待っていることを忘れてはなりません．

　確かに「歯科医療は外科処置」といわれるように「観血処置」がほとんどであることは事実です．決して衛生環境がいいとはいえない場所で「観血処置」を行うのは，かなりの抵抗があります．病棟や施設，あるいは在宅などで医科が提供しているserviceは，「nursing（ナーシング）」が中心のようです．したがって，それらを考えると，歯科で活躍するのは歯科衛生士ということになります．訪問診療の場で医療が行えるように導くのも，歯科衛生士の仕事かもしれません．そうなると，急性期から維持期，終末期に至るまで対応できる知識・技量と心構えがなくてはなりません．これから歯科衛生士に対する社会的ニーズはますます高まることは間違いありません．みんなでそのニーズに応えられるよう研鑽を積むために本書が役立てられることを願っています．

編集主幹　森戸 光彦

文献

1) 住友雅人：日本歯科医学会が提案する新しい「口腔ケア」の概念. 日本歯科評論, 75(11)：10-11, 2015.
2) 森戸光彦編：歯科衛生士講座 高齢者歯科学第3版. 永末書店, 京都, 2017, 156-157.

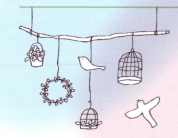

歯科衛生士のための
食べるを守るシームレスケア
急性期・回復期・施設・在宅における口腔健康管理

CONTENTS

監修の序 iii
プロローグ iv

Chapter 1 患者さんが居るステージの特徴を知ろう 1

Introduction 患者さんの居るステージの特徴を知ろう 2

Section 1 急性期における口腔健康管理 4

1 急性期の特徴 4
2 歯科衛生士の役割 4
　1－病棟での多職種連携で行う口腔健康管理 4
　2－周術期等の口腔機能管理 5
　3－栄養サポートチーム（NST） 6
　4－口腔ケアチーム 6
3 急性期の歯科衛生士介入事例 7
　1－病棟での歯科衛生士の介入事例 7
　2－栄養サポートチーム（NST）における歯科衛生士の介入事例 8

Section 2 回復期における口腔健康管理 9

1 回復期の特徴 9
2 歯科衛生士の役割 9
　1－口腔衛生や口腔機能に関する評価・アセスメント 9
　2－本人・家族に対する口腔ケアに関する助言 10
　3－他の職種に対する口腔ケアに関する助言 11
　4－口腔健康管理の実施 11
　5－医科歯科連携の窓口機能（歯科標榜のない回復期病院の場合） 11
　6－FIM評価を準用した口腔健康管理の提案 12

Section 3 介護保険施設における口腔健康管理 15

1 介護保健施設の特徴 15
2 歯科衛生士の役割 15
　1－施設における口腔健康管理 15

2－食べる楽しみのための支援 ·· 16
　3 介護保険施設における口腔健康管理の実際 ································ 16
　　1－口腔衛生管理体制加算のための口腔ケア・マネジメント計画書 ··········· 16
　　2－口腔衛生管理にかかわる助言 ··· 19
　　3－口腔衛生管理に関する業務記録 ··· 20
　　4－肺炎予防のためのスクリーニング ··· 20
　　5－スクリーニングを行い，中リスクと高リスクに分ける ······················ 21
　4 リスク判定と対応 ··· 22
　　1－低リスク利用者の対応 ··· 22
　　2－中リスク利用者の対応 ··· 22
　　3－高リスク利用者の対応 ··· 22

Section 4　在宅における口腔健康管理 ··· 23

　1 在宅療養の特徴 ··· 23
　2 歯科衛生士の業務 ·· 23
　　1－居宅における療養状況の把握 ··· 23
　　2－在宅における口腔健康管理 ·· 23
　　3－歯科衛生士の具体的業務内容 ··· 24

Section 5　終末期における口腔健康管理 ··· 26

　1 終末期の特徴 ·· 26
　2 歯科衛生士の業務 ·· 26
　　1－歯科衛生士の役割 ·· 26
　　2－終末期における口腔ケア ··· 26
　　3－歯科衛生士の具体的業務内容 ··· 27

Section 6　脳血管疾患後遺症（左被殻出血）のAさんの事例 ······················· 28

　1 急性期 ··· 28
　　急性期病院でのAさんの状況 ··· 28
　　　入院時のAさんの状況 ·· 28
　　　ICUからの依頼 ·· 28
　　　病棟からの依頼 ··· 29
　　　退院時の申し送り ··· 29
　2 回復期 ··· 30
　　回復期病院でのAさんの状況 ··· 30
　　　入院時のAさんの状況 ·· 30
　　　Aさんの口腔の課題と対応策 ··· 30
　　　Aさんのリハビリテーション実施計画 ··· 30
　3 在　宅 ··· 31
　　退院後の在宅でのAさんの状況 ·· 31
　　　退院（直）後の状態 ·· 31

CONTENTS

- 本人・ご家族の歯科への要望 31
- 口腔健康アセスメントの状況 31
- 初回訪問 33
  - 歯科衛生士が注意すべきこと 33
  - 口腔健康管理計画作成（口腔ケアプラン）のための考え方 33
  - 歯科衛生士が行う口腔健康管理計画（口腔ケアプラン） 34
  - 本人・家族・他の職種への指導内容 34
- 経過・記録 34
- **4** 在宅（終末期） 36
  - 3年経過後（87歳） 36

Chapter 2　症例と演習 39

- Case 1　脳血管疾患（脳出血後遺症） 40
- Case 2　認知症（アルツハイマー型認知症） 44
- Case 3　認知症（レビー小体型認知症） 48
- Case 4　神経難病（パーキンソン病）：PD 51
- Case 5　神経難病（脊髄小脳変性症）：SCD 55
- Case 6　神経難病（多系統萎縮症）：MSA 59
- Case 7　神経難病（先天性筋萎縮症：福山型先天性筋ジストロフィー） 62
- Case 8　神経難病（多発性硬化症） 65
- Case 9　悪性新生物（膵臓がん） 69
- Case 10　悪性新生物（上顎洞がん） 72
- Work　口腔健康管理計画書（口腔ケアプラン）作成のための演習例 75
  - 1―研修会の企画 75
  - 2―演習のすすめ方 76

Appendix　資料編 81

- Appendix 1　地域包括ケアシステム 82
- Appendix 2　介護保険について 83
- Appendix 3　口腔健康管理とは 85
- Appendix 4　口腔機能低下症とは 86
- Appendix 5　口腔機能，口腔清掃管理に用いるアイテム 89
- Appendix 6　口腔衛生管理のポイント 94

Chapter 1
患者さんが居る ステージの特徴を 知ろう

Chapter 1 Introduction
患者さんの居る ステージの特徴を知ろう

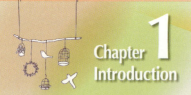

本書は歯科衛生士が急性期から終末期まで，患者さんの「食べる」をどのように支えることができるのかに焦点をあてて書いています．歯科診療所に通院している元気な方でも，急に重篤な状態になり緊急入院ということがあります．その場合，患者さんは急性期病院に入院しますが，リハビリテーションが必要な場合は回復期病院に転院しますし，在宅での介護が困難な場合は施設に入所することもあります．

そこで，1章では急性期から終末期までの各期での患者さんの状態や歯科衛生士の役割についてまとめました．まず最初に今まで歯科診療所に来院していた患者さんが，脳梗塞で入院された場合に，地域包括ケアシステムの中でどのような医療や介護を受けて生活するのかを下記からイメージしてみましょう．この際，どのステージにかかわっているか把握したうえでアプローチしていくことが大切です（一例であり患者さんの状況により異なります）．

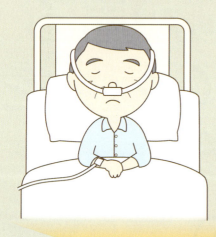

Section 1 急性期における口腔健康管理

入院日数は3週間以内で，命を救うことが優先される時期です．全身管理を行いながら多職種と協働して口腔健康管理を行います．

歯科衛生士も「周術期の口腔機能管理」「栄養サポートチーム（NST）」「摂食嚥下チーム」「口腔ケアチーム」等にチームの一員としてかかわります．

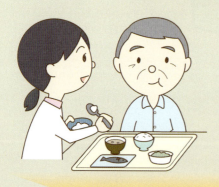

Section 2 回復期における口腔健康管理

医学的・社会的・心理的なサポートが必要な患者に対してリハビリテーションチームとして機能回復を行います．

歯科衛生士は口から食べられるように支援するため，院内外のマネジメントを行い患者の口腔健康管理を行います．

介護保険施設における口腔健康管理

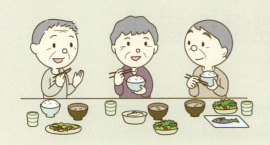

摂食嚥下障害を有する入所者や食事摂取に関する認知機能の低下がある入所者の経口維持支援を充実させる観点から，多職種による食事の観察（ミールラウンド）やカンファレンスに参加します．

歯科衛生士は「食べる」ことを支えるために入所者の肺炎リスク等のスクリーニングを行い，口腔健康管理のための個々の介入方法をプランニングします．

在宅における口腔健康管理

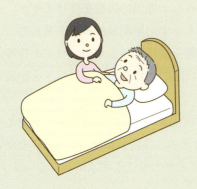

本人が住み慣れた家で，医療や介護の支援を受けて療養生活を送っている時期です．

歯科衛生士は訪問して口腔アセスメントをし，食べることや口腔清掃に関してのマネジメントを行います．さらに必要に応じて，家族や多職種による口腔ケアの提案を行います．

終末期における口腔健康管理

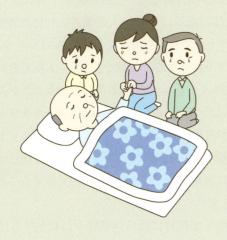

介護者のケアが常時必要になる終末期（予後1か月程度）は，全身状態としての痛みや苦しさ等への配慮が必要となり，本人や家族の受容状況を理解したうえで，かかわることが大切です．

Section 1 急性期における口腔健康管理

1 急性期の特徴

　急性期の患者は，病気やけがによる症状・徴候が急激に現れ，生命の危機に瀕した状態にあり，経過が早く刻一刻と変化していき全身管理を必要とします．激しい症状を呈することが多く救命が優先され，疼痛・発熱・呼吸障害・循環障害・嘔吐などの苦痛を緩和することが求められます．500床以上の急性期病院の患者の在院日数の平均は18.3日（厚生労働省HP，2017[1]より）で回復状態に応じて転院や退院となります．

　急性期患者は入院期間中，検査・与薬・手術など専門的医療を受けますが，その間，口から食べることができない期間ができます．早期経口摂取を進めることが重要ですが，患者の口腔は疾患や服薬の影響を受けているため，リスク管理が必要です．全身状態を観察しながら口腔衛生状態の悪化や口腔機能低下を予防していくことが求められています．

　急性期患者の口腔内の清潔保持を行うことでVAPや，誤嚥性肺炎の予防となり，口腔機能の回復を行うことで術後の回復を早め，在院日数を短くすることがいわれています．歯科衛生士も急性期から患者にかかわることが求められています．

2 歯科衛生士の役割

1─病棟での多職種連携で行う口腔健康管理

　急性期病院では，病院の規模（病床数や診療科目など）と歯科衛生士数によってかかわり方に違いはあります．歯科医師の指示により，入院患者の口腔状態や口腔衛生管理方法について多職種に伝えることも歯科衛生士の大きな役割の1つです．多職種と協働することで，質の高い口腔ケアを提供することができます．入院患者に対して歯科衛生士数が少ない場合は，入院時のアセスメント（看護師が行うことが多い）に口腔状態を把握する項目を入れておくことで，口腔に問題のある患者をスクリーニングすることができます（**図1-1**）．病棟から歯科への介入依頼により，歯科衛生士が詳細なアセスメントを行い，口腔清掃の頻度や方法，口腔衛生管理の評価方法について他の職種に伝えます．またカルテの中に業務記録として残し，情報共有することで一定の質で口腔ケアを継続することができます．

　急性期病院は入院期間が短いため，退院・転院時には口腔状態や口腔ケア方法について申し送る必要があります．退院時カンファレンスに参加することや，サマリーに歯科衛生士が記入することで，口腔ケアを継続していくことができます．

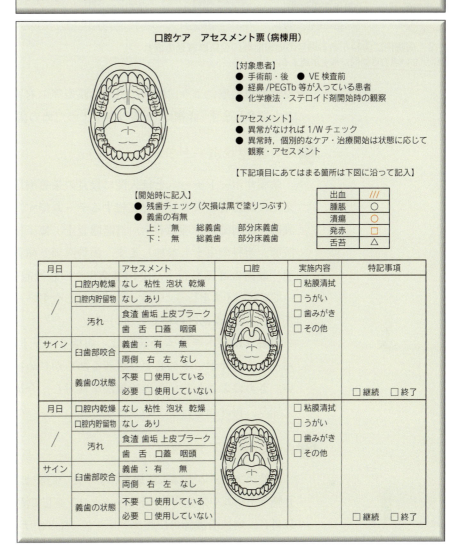

図1-1 口腔ケアアセスメント票

2―周術期等の口腔機能管理

　周術期等口腔機能管理は，手術後の誤嚥性肺炎等の術後合併症の予防や，がんにおける化学療法や放射線治療による口腔内の疾病を予防・軽減する支持療法です．2018年の歯科診療報酬改定により，周術期以外を含め対象患者が拡大・明確化しました．①手術を実施する患者（頭頸部領域・呼吸器領域・消化器領域等の悪性腫瘍の手術，臓器移植手術，心臓血管手術，脳血管外科手術，人工股関節置換術等の人工関節手術，造血幹細胞移植手術），②がん等にかかる放射線治療，化学療法を実施する患者，③緩和ケアを実施する患者が対象となります．

　病院内に歯科がある場合は，手術担当科の医師から歯科医師に周術期等口腔機能管理の依頼があります．病院内の歯科医師は初診・口腔内審査を実施し，周術期等口腔機能管理計画書を作成します．歯科医師の指示に基づき，歯科衛生士は周術期等専門的口腔衛生処置を行います．感染源となる口腔内の細菌叢を減少させるための口腔衛生処置を行うとともにセルフケアの指導を行います．化学療法

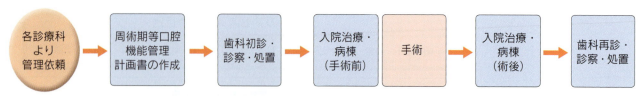

図1-2 病院内に歯科がある場合の周術期等口腔機能管理の流れ
※歯科がない場合は訪問診療を依頼する

や放射線治療により口腔内に口腔粘膜炎等の有害事象が起こることや対応方法などを指導します(詳細は,「歯科衛生士のための歯科診療報酬入門」参照)(**図1-2**).

3—栄養サポートチーム(NST)

栄養サポートチームとは入院に最良の栄養療法を提供するために職種の壁を越えて入院患者の栄養管理を実施するチームです.チームのメンバーは,医師,看護師,薬剤師,管理栄養士,言語聴覚士,臨床検査技師などの職種が含まれ歯科医師,歯科衛生士も参加します.歯科医師,歯科衛生士の役割は,①歯・咬合状態・義歯の評価を行う,②口腔衛生や口腔機能を評価する,③口腔ケア方法についてアドバイスを行う,④食べ物を処理しやすい一口量や固さなどについてアドバイスする,などがあげられます(**図1-3**).

栄養サポートチームの活動は,病棟ラウンドとカンファレンスです.各メンバーは栄養サポートの必要な患者をあらかじめ抽出し,各職種から情報提示を行い,さらにふさわしい栄養管理法を検討し,今後の計画を立てます.また経過を見守り,再評価を行っていきます.

4—口腔ケアチーム

口腔ケアチームとは入院患者により良い口腔ケアを提供するためのチームで,摂食嚥下チームや栄養サポートチームとリンクして活動します.歯科医師・歯科衛生士以外に,病棟看護師の口腔ケアリーダーなどがチームに入っています.急性期の患者は全身状態の変化が激しい時期でもあり,基礎疾患に応じてモニタリングしながら口腔ケアを行う必要があります.歯科衛生士は看護師の口腔ケア困難事例に対し

NSTのアセスメント項目例
口腔乾燥・咬合状態(咀嚼できるか)義歯・痛み・歯の動揺・清掃状態

NST対象者 口腔アセスメント													
No.	氏名	診査項目	義歯なしの状態						義歯装着時				
		口唇閉鎖	1	可	2	不可			4	可	5	不可	
		臼歯部咬合	1	両方	2	片側	3	なし	4	両方	5	片側	6	なし
		発音の明瞭さ	1	明瞭	2	不明瞭			4	明瞭	5	不明瞭	
		唾液嚥下	1	可	2	困難	3	不可	4	可	5	困難	6	不可
		義歯の状態	1	不要	2	必要			4	良	5	調整	6	作成
		口腔乾燥	1	なし	2	軽度	3	中度	4	強度			

図1-3 NSTでの歯科衛生士アセスメント票

て，口腔ケアの方法を伝えていくことが求められています．各診療科の依頼に応じ，事前にカルテで状況を知ることに加え，当日の状況を確認してから口腔ケアの支援を行います．看護師に口腔ケアを実際に見てもらうことも，その方法を伝えるのに効果的です．急性期では口腔内を清潔に保つことや誤嚥性肺炎を予防すること，口腔ケアによる刺激で意識障害の改善を図ることなどを目的として口腔ケアを行います．また，経口摂取を早い時期から開始することで，廃用を予防することができます．

3 急性期の歯科衛生士介入事例

1—病棟での歯科衛生士の介入事例

病棟での口腔チェックは看護師が行い，①経口摂取をしていない，②術前・術後，③NST対象者，④口腔清掃状態不良，⑤口腔内の痛みがある患者に対して，歯科に依頼を出すという形式で介入します．図1-4の口腔ケアアセスメント票は，看護師から歯科へつなぐための連絡票です．歯科医師，歯科衛生士が口腔内状態と口腔健康管理方法を記入して返します．看護師は記録を見ながら，毎日の口腔ケアを行います．

どの事例においても歯科医師との緊密な連携が重要です．

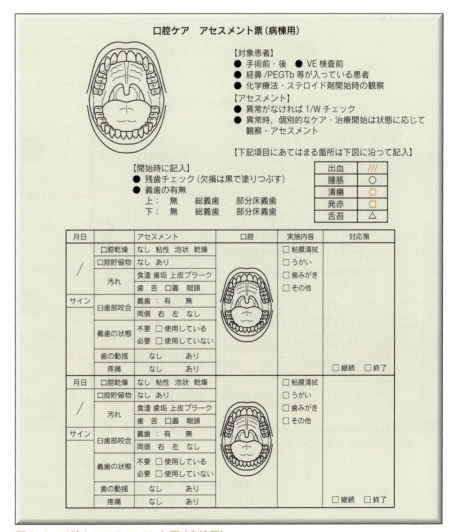

図1-4 口腔ケアアセスメント票（病棟用）

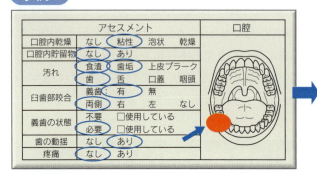

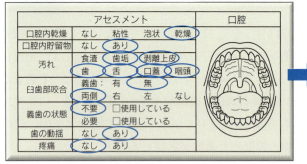

図1-5 動揺歯のある事例

2―栄養サポートチーム(NST)における歯科衛生士の介入事例

口腔内の状況についてラウンドの前にアセスメントを行い、データを基に多職種と意見交換を行います。

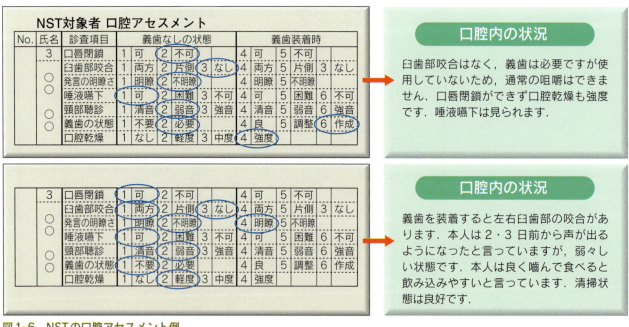

図1-6 NSTの口腔アセスメント例

文献

1) 厚生労働省HP：推計新規入院件数，推計平均在院日数及び推計1入院当たり医療費～入院医療費の3要素分解～．2017 (http://www.mhlw.go.jp/bunya/iryouhoken/iryouhoken03/06.html (2018/3/1アクセス)

(久保山裕子)

Section 2 回復期における口腔健康管理

1 回復期の特徴

　回復期は，脳血管疾患または大腿骨頸部骨折，廃用症候群などのある程度限定された患者に対して医学的・社会的・心理的なサポートが必要です．リハビリテーション科の医師や理学療法士（PT），作業療法士（OT），言語聴覚士（ST）らの多くの専門職種がチームを組み，入院後すぐ寝たきりにならないよう，起きる，食べる，歩く，トイレへ行く，お風呂に入るなどの積極的な働きかけで改善を図ります．共同でそれぞれの患者にあったプログラムを作成し，集中的なリハビリテーションを実施し，機能回復，ADL・IADLの獲得・改良，早期の家庭復帰を図ることを目的とした時期です．

　この時期は，患者の状態や家庭環境をふまえ，病棟内のスタッフカンファレンスに加えて，患者や家族を含めたカンファレンスを行います．患者・家族・スタッフが目標設定を行い，評価と計画，実践を繰り返してリハビリテーション目標を統一させたうえで，リハビリテーションを実施するのも特徴です．「障害」を課題の中心としてとらえ，心身機能・構造と活動（ICF分類）が主な課題領域ということになります．

2 歯科衛生士の役割

　歯科衛生士は，歯科医師の指示により患者が生涯にわたって口から食べられるように院内外にかかわるマネジメントを担当します．主な業務は，①口腔衛生や口腔機能に関する評価・アセスメント，②本人・家族に対する口腔ケアの技術を助言，③多職種に対し口腔ケアに関する助言，④口腔健康管理，⑤医科歯科連携の窓口としての機能を果たします．

　その中で大事なことは回復期において患者は身体機能の改善による過大な回復への期待や苦悩，他人には理解しえない状況であることへの葛藤等がみられることが多く，精神面でのかかわりも重要となってきます．

1 ― 口腔衛生や口腔機能に関する評価・アセスメント

1．入院時の口腔衛生・口腔機能の評価

　入院時合同評価に参画（障害，リスクに関する情報収集）します．入院時合同評価では，入院日から患者が安心かつ安全な生活が送れるように援助するために，入院直後より各職種のスタッフ（医師，看護師，PT，OT，ST，栄養士，医療ソーシャルワーカー等）が，実際の生活の場である病室で，現状（病状・障害・ADLのレベル・心理状態・各種リスク等）を評価し，状況に合わせて食事・更

衣・排泄・入浴などの動作を調整します．患者の入院時には必要に応じ歯科衛生士が口腔内を観察します．口腔衛生・機能面の評価のみならず，実際の食事場面を観察し，覚醒，食欲，食事の形態，摂取量，所要時間，むせの有無，湿性嗄声の有無等の状況を確認します．整容動作（歯磨き・洗顔・整髪・爪切り・髭剃り等）を観察することで，患者の生活意欲を知るバロメーターにもなり，患者自ら実施できることは見守り観察し，できないことはなんらかの自助具の検討などによるサポートで生活意欲の向上につなげます．それらの情報については入院時の合同カンファレンスで報告し情報の共有につとめています．

2．定期的なカンファレンスへの参加

月1回，各専門職（医師・看護師・PT・OT・ST・栄養士・医療ソーシャルワーカー等）が患者の状態を報告し合い，その情報を受けて多職種間で目標設定や問題点等についてディスカッションを行い，リハビリテーションの目標・計画を検討し，サポートメニューを考えます．また，大きな変化があった場合にはその都度カンファレンスを行います．この定期的なカンファレンスへ参加し，患者の全身状態や訓練経過や今後の方向性について話し合い，能力を最大限に発揮できる方法を検討し，退院に向けての計画を立てます．口腔ケアカンファレンスでは，歯科衛生士は口腔内状況・清掃状況・歯科治療状況等について，担当セラピスト（PT・OT・ST）はブラッシング動作・義歯取扱い動作等整容動作に関する内容について，看護職は日常の口腔ケア内容についてそれぞれ報告し情報を共有しながら自立支援を行います．口腔ケアカンファレンスの実施により患者の現在の口腔状態の把握，ケア方法や目標の統一をはかることができます．

3．リハビリテーションのラウンドに参加

週1回のリハビリテーションの回診には医師，担当セラピスト（PT・OT・ST・DH），看護職，MSWが参加し，ベッドサイドで患者の現在のリハビリ進行状況，病棟での様子，家庭内状況等の意見交換を行い，今後の方針を統一させ，医療連携をはかります．

4．摂食嚥下のラウンドに参加

入院した摂食嚥下障害のある患者に対し，できる限り早期に安全な経口摂取を可能にするため，摂食嚥下チーム（医師・歯科医師・看護師・ST・PT・OT・管理栄養士・薬剤師・歯科衛生士が参加し，摂食嚥下のラウンドに参加します．歯科医師，歯科衛生士等は口腔内状況・清掃状況・口腔機能の評価・歯科治療状況等について，担当セラピスト（PT・OT・ST）はブラッシング動作・義歯取扱い動作等整容動作に関する内容について，看護職は日常の口腔ケア内容についてそれぞれ報告し，情報を共有しながら自立支援を行います．口腔ケアカンファレンスの実施により患者の現在の口腔状態の把握，ケア方法や目標の統一をはかることができます．

2―本人・家族に対する口腔ケアに関する助言

生活場面を通して，家庭への復帰をイメージした日常生活と同じ口腔ケアの方法を助言します．患者さんの状態はそれぞれ違うためその方に合った使いやすい自助具や訓練用の道具を多職種で検討しながら作成します．例えば，歯ブラシを

うま手く握ることができない場合には，上肢の可動域や手先の巧緻性や麻痺の程度に合わせて歯ブラシの改良等を行います．本人や家族へ口腔内現状や衛生管理方法等を説明することで口腔に対する意識を高め，退院後の口腔衛生習慣につなげます．

3 ― 他の職種に対する口腔ケアに関する助言

患者の病棟での生活に常にかかわっている他の職種を対象に口腔ケアに関する知識・技術の習得のための研修会を行います．退院後を見据えて，患者の状態や機能にあった歯ブラシ，自助具，器具等の選定等の検討を行います．また，歯科治療の必要性があれば主治医の了解を得て，歯科診療へつなげます．

4 ― 口腔健康管理の実施

口腔衛生の問題だけではなく，食事を口にすること・飲み込むことができるように口腔機能評価も行います．できるだけ早期から介入することが重要です（**表2-1**）．

表2-1 口腔健康管理の依頼〜実施〜評価までの流れ

病棟（看護師）	看護師が記入した口腔ケア依頼書を記入し，歯科へ依頼
歯科	(1) アセスメントの結果や対応策を電子カルテに入力 (2) 担当看護師へ助言，指導する
病棟（看護師）	歯科の助言，指導のもと，口腔ケアを行う 定期的に（1週間に1回）口腔ケアカンファレンスを実施
歯科	定期的（基本は1〜4週間に1回）に再評価を行う

口腔リハビリテーションの内容
1. 歯磨き，口腔粘膜・舌等の清掃
2. 歯肉・口唇・舌・粘膜等への刺激
3. 唾液腺マッサージ
4. 舌の運動
5. 頸部や四肢のマッサージ

5 ― 医科歯科連携の窓口機能（歯科標榜のない回復期病院の場合）

歯科標榜がない回復期病院において，入院時から地域の歯科医師会と連携し口腔リハビリテーションを含む歯科治療が退院後まで切れ目なくスムーズに提供できる環境を作ることで，患者に質の高い医療を提供することができます（**図2-1**，**表2-2**）．

〈効果〉
①入院患者の歯科医療ニーズに的確に応えることができます．
②歯科医療の連携により咀嚼機能が回復し栄養状態が向上します．
③関係職種の理解と協力により資質の向上が図れます．
④退院後に地域での歯科医療が継続できます．

歯科医師との連携シート（例）

患者名	
記入日	年　月　日　　記入者
コミュニケーション	□可能　□困難（　　　　　　　　　　　　　　　　）
座位保持	□可能　□困難（　　　　　　　　　　　　　　　　）
口腔状況	□歯が痛い，血が出るなど，気になるところがある □歯がない部分がある（義歯使用　□あり　□合わない・壊れ　□なし） 　　　　　　　　　　　　（義歯の着脱　□自立　□介助必要）
食事	□硬いものが食べにくい，食事量が減った（　　　　　　頃から） □食事中または食事以外にむせる 食事の形態（□普通食　□それ以外　　　　　　　　　　　　）
口腔機能	□左右の頬を膨らますことができない　□十分に膨らまない □食べ物，うがいの水がこぼれる　□口の開閉困難　□開口保持困難 □舌の動きが悪い（前左右に動かすのが難しい／十分に動かない） □痰が多い　□肺炎既往がある
口腔衛生	□歯磨きをしていない・できない　□十分なケアが困難 　困難な理由（　　　　　　　　　　　　　　　　　　　）
特記事項	

図2-1　歯科医師との連携シート（例）

表2-2　医科歯科連携窓口業務の流れ

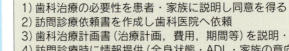

1) 歯科治療の必要性を患者・家族に説明し同意を得る
2) 訪問診療依頼書を作成し歯科医院へ依頼
3) 歯科治療計画書（治療計画，費用，期間等）を説明・同意を得て治療開始
4) 訪問診療時に情報提供（全身状態・ADL・家族の意向・今後の方向性等）を行う
5) 転院先や地域歯科医院に対し，口腔ケアの継続や退院後の歯科受診につなげるよう調整を行う

6―FIM評価を準用した口腔健康管理の提案

　ADLを評価する指標として，厚生労働省「障害老人日常生活自立度（寝たきり度）判定基準（1991年）が使われてきました．ランクJ，A，B，Cで表現する簡便な方法です．近年では，ADLをより詳細に評価する方法の1つとして，FIM（機能的自立度評価表）があります．**表2-3**にあるようにセルフケア，排泄コントロー

表2-3 Functional independence measure ; FIM

ADL（activities of daily living ; 日常生活動作）とは，1人の人間が独立して生活するために行う基本的な，しかも各人ともに共通に繰り返される一連の身体的動作群と定義されている．ADLの代表的な評価尺度としてFIMがあり，これにはセルフケア6項目，排泄コントロール2項目，移乗3項目，移動2項目の基本的ADL 13項目と，コミュニケーション2項目，社会的認知3項目の計5項目を加えた18項目から構成され，項目ごとに7段階の評定を行い，完全自立の126点満点で，全介助では最低点の18点となる．

採点基準

レベル			
7	自立	完全自立（時間，安全性）	介助者なし
6		修正自立（補装具などを使用）	
5	部分介助	監視または準備	介助者あり
4		最小介助（患者自身で75%以上）	
3		中等度介助（50%以上）	
2	全介助	最大介助（25%以上）	
1		全介助（25%未満）	

セルフケア	食事	咀嚼，嚥下を含めた食事動作
	整容	口腔ケア，整髪，手洗い，洗顔など
	入浴	お風呂，シャワーなどで首から下（背中以外）を洗う
	更衣（上半身）	腰より上の更衣および義肢装具の装着
	更衣（下半身）	腰より下の更衣および義肢装具の装着
	トイレ動作	衣服の着脱，排泄後の衛生用具の使用
排泄コントロール	排尿	器具や薬剤の使用を含むコントロール
	排便	器具や薬剤の使用を含むコントロール
移乗	ベッド，椅子，車いす	各間の移乗，起立動作を含む
	トイレ	便器への移乗，便器からの移乗
	浴槽，シャワー	浴槽，シャワー室への移乗
移動	歩行，車いす	屋内での歩行，車いす移動
	階段	12〜14段の階段昇降
コミュニケーション	理解	聴覚または視覚によるコミュニケーション
	表出	言語的または非言語的表現
社会的認知	社会的交流	他患者，スタッフなどとの交流，社会的状況への順応
	問題解決	日常生活上での問題解決，適切な決断能力
	記憶	日常生活に必要な情報の記憶

（千葉直一，1991[1]より）

ル,移乗,移動,コミュニケーション,社会的認知の6分野に分けられ,それぞれ細項目ごとに1〜7点の自立度評価を行うのが特徴です.それぞれが7段階で評価されるため,情報伝達が詳細になり,介入方法や目標設定に有用です.「口腔ケア」はセルフケアの「整容」に入っています.「口腔ケア」の介入を行う場合に参考となる評価基準は現在のところみあたりません.

〔古川由美子・久保山裕子〕

文献

1) 千葉直一監訳:FIM:医学的リハビリテーションのための統一データセット利用の手引き.第3版,慶應義塾大学医学部リハビリテーション科,東京,1991.

Section 3 介護保険施設における口腔健康管理

1 介護保険施設の特徴

　介護保険施設とは，介護保険で被保険者である利用者にサービスを提供できる施設であり，介護老人保健施設・介護老人福祉施設・介護療養型医療施設があります．

　介護保険施設における口腔ケアは，①口腔疾患の予防，②気道感染の予防，③摂食嚥下機能の向上，④窒息予防，⑤栄養改善等を目的に行われています．そこで，質の高い口腔ケアの提供には，歯科医師や歯科衛生士のかかわりが求められています．入所者の口腔を良い状態に保つために，歯科衛生士のもつ知識や技術を他の職種に伝え，協働して口腔ケアを行うことが必要です．

2 歯科衛生士の役割

1 ― 施設における口腔健康管理

　自分の口から食べるためには口腔衛生と口腔機能を維持する必要があります．日本人の死因の第3位に肺炎があげられ，70歳以上の肺炎の多くは誤嚥性肺炎であることを考えると，誤嚥性肺炎を予防するための口腔ケアを推進することが重要であるといえます．

　歯科衛生士は施設への介入を依頼されると，施設利用者の口腔ケアをすべて自

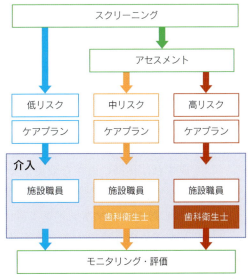

図3-1　施設における口腔健康管理の流れ（例）

分で実施しようと考えがちですが，歯科衛生士が1人で対応できる人数は限られています．施設で口腔ケアを推進していくには多職種と協働することが重要です．そのためにはスクリーニングを行い，肺炎，窒息のリスクを評価し，他職種と共有しながら介入方法をプランニングすることが重要です（**図3-1**）．

施設によって口腔ケアを担当する職種が異なるため，誰が，どのように担当しているか，また難しいと感じていることは何か等の情報収集が必要です．利用者の①口腔状態（口腔衛生・口腔機能），②今後予想されるリスク，③歯科医療の必要性，④口腔ケア方法等を他の職種と情報共有し，利用者にとって最適な歯科医療・口腔ケア等の提供体制を整備することが大切です．カンファレンスや症例検討などを通じてお互いの職種の専門性が理解できます．

2 ― 食べる楽しみのための支援

2018年度の介護報酬改定では，地域包括ケアシステムの推進に向けて医療と介護の連携強化としての居宅介護支援事業と医療機関との連携が強化されました．「口腔衛生管理体制加算」がグループホーム等の居宅系サービスへ拡大し，実施回数が緩和されました．さらに，「低栄養リスク改善加算」が新設され，介護保険施設における栄養改善の取り組みが推進されました．

施設入所者が，認知機能や摂食嚥下機能の低下等により食事の経口摂取が困難になっても，自分の口から食べる楽しみを継続できるよう，支援の充実が求められています．歯科医師・歯科衛生士も他職種と共に**図3-2**を用いて食事の観察（ミールラウンド）や会議に参加して経口維持支援を行います．支援内容の例としては，①咀嚼・嚥下能力に応じた食形態・水分量の工夫，②認知機能に応じた食事介助の工夫，③食べるときの姿勢の工夫（机やいすの高さ・硬さ，ベッドの角度，食具など），④嚥下の意識化，声がけ，⑤食欲増進のための嗜好，温度等への配慮等があげられます．

3 介護保険施設における口腔健康管理の実際

1 ― 口腔衛生管理体制加算のための口腔ケア・マネジメント計画書

介護保険施設における口腔ケアの取り組みについて，個々の入所者の口腔ケア計画ではなく，事業所としての「口腔ケア・マネジメント計画書」作成します．内容は，①口腔ケアを推進するための課題，②口腔ケアの実施目標，③具体的方策，④留意事項，⑤歯科医療機関との連携の状況，⑥その他必要と思われる事項です．

「口腔ケア・マネジメント計画書」は"指示内容の要点"の部分以外は，一度作成すれば体制に大きな変更がない限り修正は不要です．"指示内容の要点"の欄は，施設側が毎月受けた指導・助言の内容の要点を記載します．

「口腔ケア・マネジメント計画書」の作成にあたっては施設職員からアドバイスを求められ協力することも多く，施設の口腔ケア推進のために課題解決方法や，どのような仕組みづくりが必要かを一緒に考えましょう．施設に応じた取組みを提案することが，施設職員と共に口腔ケアするための鍵となります．現状か

経口移行・経口維持計画（様式例）

氏名	性別	生年月日	経口摂取の状態	算定加算
	□男 □女	年　月　日	□歯または使用中の義歯がある □食事の介助が必要である	□経口移行加算 □経口維持加算（Ⅰ） □経口維持加算（Ⅰ）及び（Ⅱ） 　協力歯科医療機関名 　（　　　　　　　　　）
摂食・嚥下機能検査の実施* □水飲みテスト　□頸部聴診法　□嚥下内視鏡検査　□嚥下造影検査　□咀嚼能力・機能の検査 □認知機能に課題あり（検査不可のため食事の観察にて確認）　□その他（　　　）			**検査実施日*** 年　月　日	**検査結果や観察等を通して把握した課題の所在** □認知機能　□咀嚼・口腔機能 □嚥下機能

※ 経口移行加算を算定する場合は、*の項目の記入は不要です。

1. 経口による継続的な食事の摂取のための支援の観点*
※ 当欄の項目に関しては、食事の観察及び会議を月1回実施の上、記入してください。

食事の観察を通して気づいた点
食事の観察の実施日：　　年　　月　　日
食事の観察の参加者：□医師　□歯科医師　□管理栄養士/栄養士　□歯科衛生士　□言語聴覚士　□作業療法士　□理学療法士　□看護職員　□介護職員　□介護支援専門員

①	上半身が左右や前後に傾く傾向があり、座位の保持が困難である	□はい　□いいえ
②	頸部が後屈しがちである	□はい　□いいえ
③	食事を楽しみにしていない	□はい　□いいえ
④	食事をしながら、寝てしまう	□はい　□いいえ
⑤	食べ始められない、食べ始めても頻繁に食事を中断してしまう、食事に集中できない	□はい　□いいえ
⑥	食事またはその介助を拒否する	□はい　□いいえ
⑦	食事に時間がかかり、疲労する	□はい　□いいえ
⑧	次から次へと食べ物を口に運ぶ	□はい　□いいえ
⑨	口腔内が乾燥している	□はい　□いいえ
⑩	口腔内の衛生状態が悪い	□はい　□いいえ
⑪	噛むことが困難である（歯・義歯の状態または咀嚼能力等に問題がある）	□はい　□いいえ
⑫	固いものを避け、軟らかいものばかり食べる	□はい　□いいえ
⑬	上下の奥歯や義歯が咬み合っていない	□はい　□いいえ
⑭	口から食物や唾液がこぼれる	□はい　□いいえ
⑮	口腔内に食物残渣が目立つ	□はい　□いいえ
⑯	食物をなかなか飲み込まず、嚥下に時間がかかる	□はい　□いいえ
⑰	食事中や食後に濁った声になる	□はい　□いいえ
⑱	一口あたり何度も嚥下する	□はい　□いいえ
⑲	頻繁にむせたり、せきこんだりする	□はい　□いいえ
⑳	食事中や食後に濁った声に変わる	□はい　□いいえ
㉑	食事の後半は疲れてしまい、特に良くむせたり、呼吸音が濁ったりする	□はい　□いいえ
㉒	観察時から直近1か月程度以内で、食後または食事中に嘔吐したことがある	□はい　□いいえ
㉓	食事の摂取量に問題がある（拒食、過食、偏食など）	□はい　□いいえ

多職種会議における議論の概要
会議実施日：　　年　　月　　日
会議参加者：□医師　□歯科医師　□管理栄養士/栄養士　□歯科衛生士　□言語聴覚士　□作業療法士　□理学療法士　□看護職員　□介護職員　□介護支援専門員

経口による継続的な食事の摂取のための支援の観点	①食事の形態・とろみ、補助食の活用	□現状維持　□変更
	②食事の周囲環境	□現状維持　□変更
	③食事の介助の方法	□現状維持　□変更
	④口腔のケアの方法	□現状維持　□変更
	⑤医療または歯科医療受療の必要性	□あり　□なし

算定加算	担当職種	担当者氏名	気づいた点、アドバイス等
経口維持加算（Ⅰ）			
経口維持加算（Ⅱ）			
食事形態の種類・とろみの程度 ※日本摂食・嚥下リハビリテーション学会嚥下調整食分類2013やその他嚥下調整食分類等を参照のこと			

2. 経口による食事の摂取のための計画
※ 栄養ケア計画や施設サービス計画において記入している項目は、下記の該当項目の記入は不要です。また、初回作成時及び前月から変更がある場合に記載して下さい。

初回作成日	（作成者）	年　月　日　（　　　　　）
作成（変更）日	（作成者）	年　月　日　（　　　　　）

入所(院)者または家族の意向		同意者のサイン （※初回作成時及び大幅な変更時）	説明と同意を得た日 （※初回作成時及び大幅な変更時） 年　月　日
解決すべき課題や目標、目標期間			
経口による食事の摂取のための対応	経口移行加算		
	経口維持加算（Ⅰ）*		
	経口維持加算（Ⅱ）*		

図3-2　経口移行，経口維持計画（様式例）

らスタートして段階を追って進めていくことが大切です．次に書式と例を掲載します（**図3-3**）．

歯科衛生士は計画書に沿って口腔衛生管理を行う

口腔ケア・マネジメント計画書

施設名　_____
記載者　_____

1. 当施設における入所者の口腔ケアを推進するための課題　❶
2. 口腔ケアの実施目標　❷
3. 具体的方策　❸
4. 留意事項
5. 歯科医療機関との連携の状況
6. その他必要と思われる事項

歯科医師の指示内容の要点

日本老年歯科医学会　老人保健健康増進等事業班
口腔機能維持管理マニュアル

協力歯科医師の指示内容に沿い施設にて作成された口腔ケア・マネジメント計画書（図3-3）

❶ 課題として考えられること
・利用者の口腔状況の把握ができていない
・口腔ケアリーダーを決めていない
・施設職員の口腔ケア知識・技術にばらつきがある
・口腔ケア用品の整備・管理体制

❷ 口腔ケア実施目標
・利用者に必要な口腔ケアを実施する
・利用者のリスクに応じ，安全な口腔ケアを実施する
・施設職員の口腔ケア技術の向上

❸ 具体的方法
・利用者の口腔状況・ケアの必要性の把握
・口腔ケア用品の整備・管理
・口腔ケア実施する上での安全確保
・施設職員の口腔ケア知識・技術の研修会の実施
・協力歯科医療機関との連携方法
・口腔ケアリーダーを決める

施設職員

※施設にて作成

口腔ケア・マネジメント計画書

施設名　○■○○■○
記載者　●○○○○

1. 当施設における入所者の口腔ケアを推進するための課題
　口腔ケアリーダー未決定．ケア用品の整備ができていない
2. 口腔ケアの実施目標
　利用者の口腔状況に応じ，ケア用品の整備，管理を行なう
3. 具体的方策
　歯科衛生士と連携して口腔状況の把握のためのアセスメントを実施する口腔ケアリーダーを決め，利用者の口腔ケアに必要な物品を確保する
4. 留意事項
　リスクの高い利用者については医師・歯科医師と連携を図る
5. 歯科医療機関との連携の状況
　口腔内状況の評価や口腔ケアの助言を協力歯科医師にしてもらう
6. その他必要と思われる事項
　口腔ケア研修会を開催する

歯科医師の指示内容の要点
セルフケアをしている方でも口腔内の清掃は不十分であることが多い．口腔乾燥への対応や誤嚥防止のための体位確保など個々の利用者に必要な口腔ケアをする必要がある．歯科衛生士からケア方法を伝えさせる

※施設にて作成

口腔ケア・マネジメント計画書

施設名　○○○○
記載者　●●●●●

1. 当施設における入所者の口腔ケアを推進するための課題
　各利用者の口腔状況の把握や口腔ケアプランができていない
2. 口腔ケアの実施目標
　利用者のリスクに応じ，安全な口腔ケアを実施する
3. 具体的方策
　利用者の口腔状況・ケアの必要性の把握のためのアセスメントを実施する
　利用者の口腔ケアに必要な物品を確保する
4. 留意事項
　口腔ケアについては利用者に十分説明を行いながら進める
5. 歯科医療機関との連携の状況
　口腔内状況の評価や口腔ケアの助言を協力歯科医師にしてもらう
6. その他必要と思われる事項
　施設内で口腔ケアリーダーを決める
　口腔ケア研修会を開催する

歯科医師の指示内容の要点
嚥下に問題がある利用者の口腔ケアには，誤嚥しないような体位確保など検討する．義歯や残存歯について個々に違いがあるため歯科衛生士からケア方法を伝えさせる
　　　　　　平成2○年○月10日　　○○歯科クリニック

図3-3　口腔ケア・マネジメント計画書の記載例

2—口腔衛生管理にかかわる助言

「口腔衛生管理にかかわる助言内容」は，歯科医師または歯科医師の指示を受けた歯科衛生士が，月に1回以上，介護職員に対し口腔ケアに係る技術的助言・指導を行い，その内容を記載・保管します．助言すべき内容として，①口腔内状態の評価方法，②適切な口腔ケアの手技，③口腔ケアに必要な物品整備の留意点，④口腔ケアに伴うリスク管理，⑤施設において日常的な口腔ケアの実施にあたり必要と思われる事項，などがあります（図3-4）．

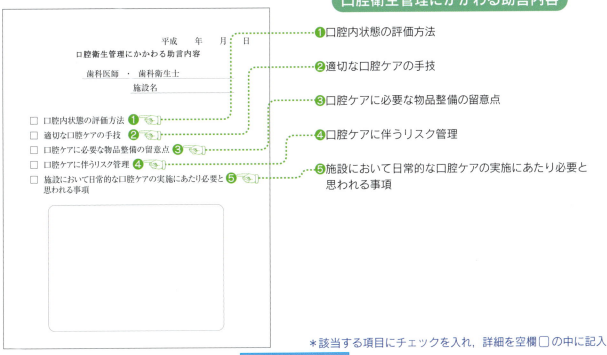

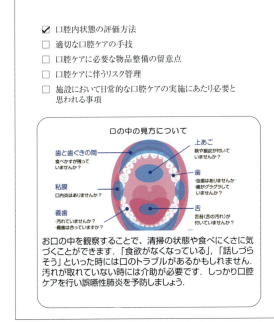

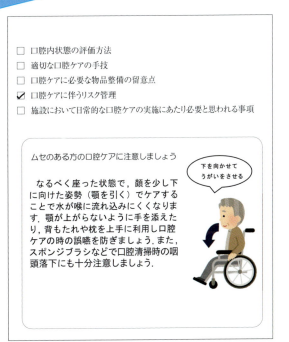

図3-4　口腔衛生管理にかかわる助言の記載例

3―口腔衛生管理に関する業務記録

歯科衛生士が，個々の利用者に対して「口腔衛生管理加算」として介入する場合は，口腔ケア実施日ごとに「口腔衛生管理に関する実施記録」を作成・保管する必要があります（**図3-5**）．

口腔衛生管理に関する業務記録

❶ ①口腔に関する問題点
　②歯科医師からの指示内容の要点

❷ 実施した口腔ケアの内容
　・日時・記入者
　・口の中の状態の説明
　・歯みがき実地指導
　・義歯清掃・指導
　・食事姿勢や食環境の指導
　・その他

図3-5　口腔衛生管理に関する実施記録用紙（様式例）

4―肺炎予防のためのスクリーニング

肺炎予防のためのスクリーニング項目は，①嚥下機能，②栄養状態，③肺炎の既往と経管栄養の有無などがあげられています．スクリーニングした結果リスク判定を行い「低リスク」「中リスク」「高リスク」とリスク分けを行います．

5 — スクリーニングを行い，中リスクと高リスクに分ける

口腔のアセスメントでは，①口腔機能の評価，②口腔内状況，③口腔ケアに対するリスク，などを評価します．また食事場面の観察や日常のケアの振り返りによりチェックする項目もあります（**図3-6**）．

情報を共有することで，施設職員と連携し協働できるようになっています．

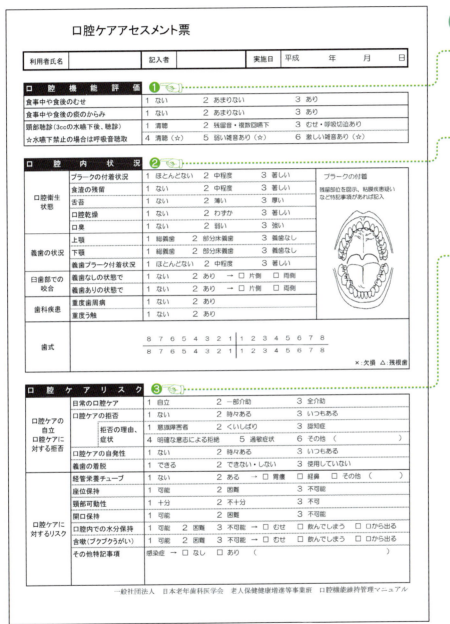

図3-6 口腔ケアアセスメント票（様式例）

アセスメント結果でリスク分けする

アセスメントの結果，各項目に「あり」「著しい」などにチェックが多いほどリスクが高いことになります．

4 リスク判定と対応

1―低リスク利用者の対応

　スクリーニングの結果，肺炎リスクの低い利用者への対応は，歯科医療従事者の特別な関与は必要とせず，

　いま行っている口腔ケアを継続してもらい，本人からの訴えや施設職員が問題と思うことがあれば，歯科衛生士が対応します．また定期的に食事場面などの見守りや，口腔ケアの声かけなどを施設職員にお願いします．

2―中リスク利用者の対応

　アセスメントの結果，中リスクと考えられた利用者は，口腔機能に関して維持・向上をすることで高リスクにならないようにすることが必要です．

　歯科衛生士は個々の利用者の口腔状態に合わせて口腔ケアに介入し，スタッフと共に口腔機能の低下を防ぎます．

3―高リスク利用者の対応

　歯科医療従事者の頻繁な介入が必要となります．

文献

1) 吉田 光由ほか：肺炎発症に関する口腔リスク項目の検討―口腔ケア・マネジメントの確立に向けて―．老年歯科医，24(1)：3-9, 2009.
2) 一般社団法人日本老年歯科医学会：老人保健健康増進等事業班　口腔機能維持管理マニュアル．http://www.gerodontology.jp/publishing/file/manual.pdf（2018/08/06アクセス）

（久保山裕子）

Section 4 在宅における口腔健康管理

1 在宅療養の特徴

　通院が困難になったり，在宅療養を選択した患者に対しては，「訪問診療」という選択肢があることは周知の通りです．在宅療養を行う際には，通院できないという条件の他に，「本人や家族が希望していること」，「必要とされる介護提供者がいること」が欠かせません．さらに忘れてはならないのは，住み慣れた家で，家族に囲まれ，その人らしい療養生活が送れるよう留意することが重要と考えます．したがって，これらの特徴をふまえて無理のない計画書の作成と無理なく継続できる「目標設定」が求められます．診療所での各種検査，診察や入院など医療機関との連携は欠かせません．歯科においては，歯科医師によるきめの細かい評価と診断，それに基づいた指示が必要であることはいうまでもありません．

2 歯科衛生士の業務

1―居宅における療養状況の把握

　在宅患者には，介護認定を受けている人とそうでない人がいます．歯科衛生士が訪問する際は，介護保険の認定を受けている場合は，介護保険の居宅療養管理指導を算定し，受けていない場合は，医療保険の訪問歯科衛生指導を算定します．通院患者でも介護認定を受けている人は多くいます．また，認定を受けていない患者が，途中から通院困難になった場合は，介護保険の認定を自治体（市区町村）に申請するようアドバイスします（p83参照）．

　在宅療養者を対象とする場合，まず口腔の状態を把握します．（口腔健康管理，口腔機能管理，口腔衛生管理はp85参照）とくに，「口から食べる」ことに関しての評価はとても重要です．食べられる状態なのか，衛生状態に問題があるのか，機能面で問題があるのか，あるいは精神神経的問題があるのか，環境面に問題があるのかを慎重に評価分析します．その結果をケアマネジャーに正確に伝え，介護者には必要なことをわかりやすく伝達します．もちろん多職種がかかわっている場合は，しっかりと情報交換する必要があります．そして，歯科が担当する部分がどこなのかを理解してもらいます．

2―在宅における口腔健康管理

　外来だけを行って来た歯科医療では，「食べること」，「会話をすること（コミュニケーション）」，「飲み込むこと（嚥下）」などは，できて当たり前のこととして，深く考えなくなっていたのではないでしょうか．口腔の専門家は歯科医師と歯科

衛生士であることを認識しなおしてみましょう．他の職種の人たちは，口腔に関することは私たちを頼ってくるので，きちんと対応しなくてはなりません．

　在宅療養者を対象とした医療は，問題志向型では無理な場合が多く，そのため「目標志向型」の考え方が必要となってきます．まず，上記の口腔機能について1つずつどの状態にあるのかを評価します．評価ができたら目標設定しましょう．目標は患者の状況によって異なります．全身疾患にかかわる情報や住宅環境や家族環境，本人と家族の希望などに合致した目標を立てることになります．目標設定ができたならば，目標到達のための計画を作ります．作った計画書は必ず歯科医師に報告し，遂行のための指示を仰ぐ必要があります．治療行為が必要となる場合もあるし，かかりつけ歯科強化型診療所の認定を受けている場合は，まさにその「管理計画書」に該当することになります．

　歯科における目標設定と計画書は，情報共有という理由から，かかわっているすべての職種の人たちにも伝達しておくべきです．目標達成のためには，他の職種にもかかわってもらうことが沢山あるからです．職種によっては，というよりもその人個人のかかわりについての考え方の違いから，目標設定の段階から合意が得られないことも多くあります．患者本人や家族の希望を十分に考慮に入れながら，他の職種で合意できできるように根気強く意見交換を積み重ねます．

3―歯科衛生士の具体的業務内容

　在宅療養における口腔ケアの取組みについて，①口腔ケアを推進するための課題，②口腔ケアの実施目標，③具体的方策，④留意事項，⑤他の職種との連携の状況，⑥その他必要と思われる事項を検討し，「口腔健康管理計画書」を作成します．

　また，訪問し，口腔健康管理を実施した後は，毎回業務記録を作成し歯科医師に報告します（**図4-1～3**）．

　在宅療養者に対して介護保険で「歯科衛生士の居宅療養管理指導」を算定して介入する場合，担当ケアマネジャーに毎月の報告をする必要があります．

　医療保険で「訪問歯科衛生指導」を算定して訪問する場合，訪問時に指導事項等を記載して残します．

（山口朱見）

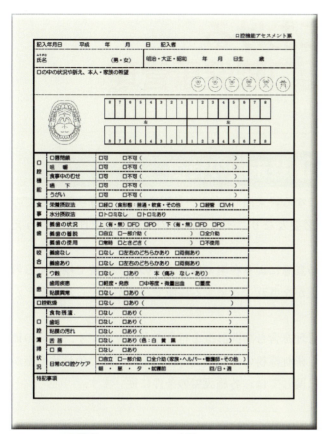

口腔機能アセスメント票

記入年月日　平成　年　月　日　記入者		
ふりがな 氏名　（男・女）	明治・大正・昭和　年　月　日生　歳	
口の中の状況や訴え、本人・家族の希望		

8	7	6	5	4	3	2	1	1	2	3	4	5	6	7	8
右								左							
8	7	6	5	4	3	2	1	1	2	3	4	5	6	7	8

口腔機能	口唇閉鎖	□可　□不可（　）	
	咀　嚼	□可　□不可（　）	
	食事中のむせ	□可　□不可（　）	
	嚥　下	□可　□不可（　）	
	うがい	□可　□不可（　）	
食事	栄養摂取法	□経口（食形態：普通・軟食・その他　）□経管　□IVH	
	水分摂取法	□トロミなし　□トロミあり	
義歯	義歯の状況	上（有・無）□FD　□PD　下（有・無）□FD　□PD	
	義歯の着脱	□自立　□一部介助（　）　□全介助	
	義歯の使用	□常時　□ときどき（　）　□不使用	
咬合	義歯なし	□なし　□左右のどちらかあり　□両側あり	
	義歯あり	□なし　□左右のどちらかあり　□両側あり	
疾患	ウ蝕	□なし　□あり　本（痛み　なし・あり）	
	歯周疾患	□軽度・発赤　□中等度・微量出血　□重度	
	粘膜異常	□なし　□あり（　）	
口腔乾燥		□なし　□あり（　）	
口腔清掃状況	食物残渣	□なし　□あり（　）	
	歯垢	□なし　□あり（　）	
	粘膜の汚れ	□なし　□あり（　）	
	舌苔	□なし　□あり（色：白　黄　黒　）	
	口臭	□なし　□あり	
	日常の口腔ケア	□自立　□一部介助　□全介助（家族・ヘルパー・看護師・その他　）	
		朝・昼・夕・就寝前　回/日・週	
特記事項			

図4-1　口腔機能アセスメント票（例）

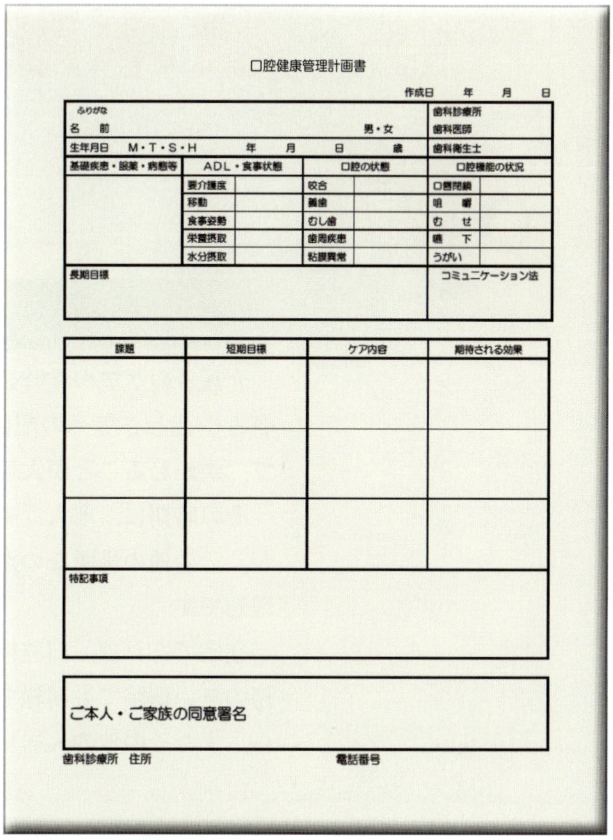

口腔健康管理計画書

作成日　年　月　日

ふりがな 名前　男・女						歯科診療所 歯科医師	
生年月日　M・T・S・H　年　月　日　歳						歯科衛生士	
基礎疾患・服薬・病態等	ADL・食事状態		口腔の状態			口腔機能の状況	
	要介護度		咬合			口唇閉鎖	
	移動		義歯			咀嚼	
	食事姿勢		むし歯			むせ	
	栄養摂取		歯周疾患			嚥下	
	水分摂取		粘膜異常			うがい	
長期目標						コミュニケーション法	

課題	短期目標	ケア内容	期待される効果
特記事項			

ご本人・ご家族の同意署名

歯科診療所　住所　電話番号

図4-2　口腔健康管理計画書

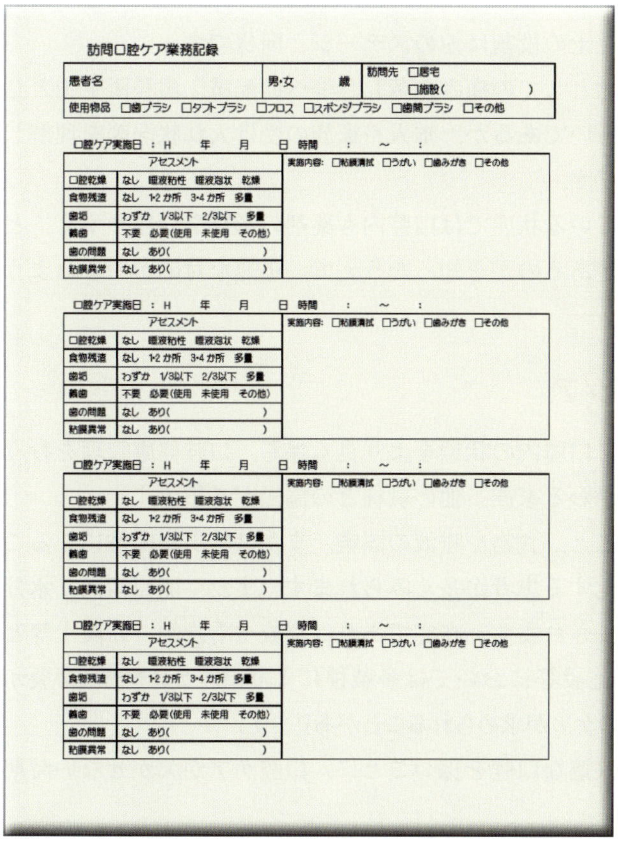

訪問口腔ケア業務記録

患者名	男・女　歳	訪問先　□居宅　□施設（　）
使用物品　□歯ブラシ　□タフトブラシ　□フロス　□スポンジブラシ　□歯間ブラシ　□その他		

口腔ケア実施日：H　年　月　日　時間　：　～　：

アセスメント		実施内容：□粘膜清拭　□うがい　□歯みがき　□その他
口腔乾燥	なし　唾液粘性　唾液泡状　乾燥	
食物残渣	なし　1-2カ所　3-4カ所　多量	
歯垢	わずか　1/3以下　2/3以下　多量	
義歯	不要　必要（使用　未使用　その他）	
歯の問題	なし　あり（　）	
粘膜異常	なし　あり（　）	

口腔ケア実施日：H　年　月　日　時間　：　～　：

アセスメント		実施内容：□粘膜清拭　□うがい　□歯みがき　□その他
口腔乾燥	なし　唾液粘性　唾液泡状　乾燥	
食物残渣	なし　1-2カ所　3-4カ所　多量	
歯垢	わずか　1/3以下　2/3以下　多量	
義歯	不要　必要（使用　未使用　その他）	
歯の問題	なし　あり（　）	
粘膜異常	なし　あり（　）	

口腔ケア実施日：H　年　月　日　時間　：　～　：

アセスメント		実施内容：□粘膜清拭　□うがい　□歯みがき　□その他
口腔乾燥	なし　唾液粘性　唾液泡状　乾燥	
食物残渣	なし　1-2カ所　3-4カ所　多量	
歯垢	わずか　1/3以下　2/3以下　多量	
義歯	不要　必要（使用　未使用　その他）	
歯の問題	なし　あり（　）	
粘膜異常	なし　あり（　）	

口腔ケア実施日：H　年　月　日　時間　：　～　：

アセスメント		実施内容：□粘膜清拭　□うがい　□歯みがき　□その他
口腔乾燥	なし　唾液粘性　唾液泡状　乾燥	
食物残渣	なし　1-2カ所　3-4カ所　多量	
歯垢	わずか　1/3以下　2/3以下　多量	
義歯	不要　必要（使用　未使用　その他）	
歯の問題	なし　あり（　）	
粘膜異常	なし　あり（　）	

図4-3①　業務記録用紙　例1

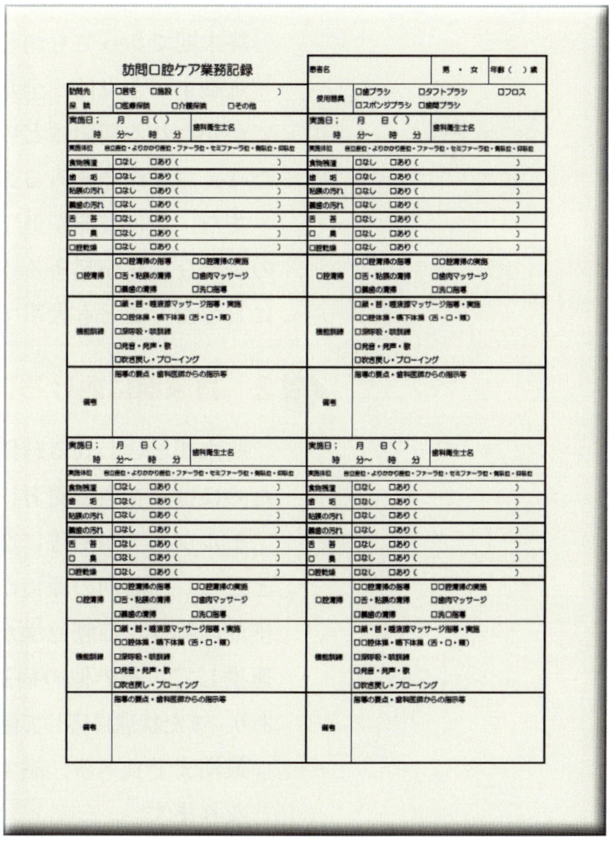

訪問口腔ケア業務記録

		患者名	男・女　年齢（　）歳
訪問先	□居宅　□施設（　）	使用器具	□歯ブラシ　□タフトブラシ　□フロス
保険	□医療保険　□介護保険　□その他		□スポンジブラシ　□歯間ブラシ
実施日；　月　日（　）　時　分～　時　分	歯科衛生士名	実施日；　月　日（　）　時　分～　時　分	歯科衛生士名
実施体位	自立座位・よりかかり座位・ファーラ位・セミファーラ位・側臥位・仰臥位	実施体位	自立座位・よりかかり座位・ファーラ位・セミファーラ位・側臥位・仰臥位
食物残渣	□なし　□あり（　）	食物残渣	□なし　□あり（　）
歯垢	□なし　□あり（　）	歯垢	□なし　□あり（　）
粘膜の汚れ	□なし　□あり（　）	粘膜の汚れ	□なし　□あり（　）
義歯の汚れ	□なし　□あり（　）	義歯の汚れ	□なし　□あり（　）
舌苔	□なし　□あり（　）	舌苔	□なし　□あり（　）
口臭	□なし　□あり（　）	口臭	□なし　□あり（　）
口腔乾燥	□なし　□あり（　）	口腔乾燥	□なし　□あり（　）
口腔清掃	□口腔清掃の指導　□口腔清掃の実施 □舌・粘膜の清掃　□歯肉マッサージ □義歯の清掃　□洗口指導	口腔清掃	□口腔清掃の指導　□口腔清掃の実施 □舌・粘膜の清掃　□歯肉マッサージ □義歯の清掃　□洗口指導
機能訓練	□顔・首・唾液腺マッサージ指導・実施 □口腔体操・嚥下体操（舌・口・頬） □深呼吸・咳訓練 □発音・発声・歌 □吹き戻し・ブローイング	機能訓練	□顔・首・唾液腺マッサージ指導・実施 □口腔体操・嚥下体操（舌・口・頬） □深呼吸・咳訓練 □発音・発声・歌 □吹き戻し・ブローイング
備考	指導の要点・歯科医師からの指示等	備考	指導の要点・歯科医師からの指示等
実施日；　月　日（　）　時　分～　時　分	歯科衛生士名	実施日；　月　日（　）　時　分～　時　分	歯科衛生士名
実施体位	自立座位・よりかかり座位・ファーラ位・セミファーラ位・側臥位・仰臥位	実施体位	自立座位・よりかかり座位・ファーラ位・セミファーラ位・側臥位・仰臥位
食物残渣	□なし　□あり（　）	食物残渣	□なし　□あり（　）
歯垢	□なし　□あり（　）	歯垢	□なし　□あり（　）
粘膜の汚れ	□なし　□あり（　）	粘膜の汚れ	□なし　□あり（　）
義歯の汚れ	□なし　□あり（　）	義歯の汚れ	□なし　□あり（　）
舌苔	□なし　□あり（　）	舌苔	□なし　□あり（　）
口臭	□なし　□あり（　）	口臭	□なし　□あり（　）
口腔乾燥	□なし　□あり（　）	口腔乾燥	□なし　□あり（　）
口腔清掃	□口腔清掃の指導　□口腔清掃の実施 □舌・粘膜の清掃　□歯肉マッサージ □義歯の清掃　□洗口指導	口腔清掃	□口腔清掃の指導　□口腔清掃の実施 □舌・粘膜の清掃　□歯肉マッサージ □義歯の清掃　□洗口指導
機能訓練	□顔・首・唾液腺マッサージ指導・実施 □口腔体操・嚥下体操（舌・口・頬） □深呼吸・咳訓練 □発音・発声・歌 □吹き戻し・ブローイング	機能訓練	□顔・首・唾液腺マッサージ指導・実施 □口腔体操・嚥下体操（舌・口・頬） □深呼吸・咳訓練 □発音・発声・歌 □吹き戻し・ブローイング
備考	指導の要点・歯科医師からの指示等	備考	指導の要点・歯科医師からの指示等

図4-3②　業務記録用紙　例2

Section 5 終末期における口腔健康管理

1 終末期の特徴

　介護者のケアが常時必要になる終末期（予後1か月程度）は，全身状態としての痛みや苦しさ等への配慮が必要となり，本人や家族の受容状況を理解したうえで，かかわることが大切です．

　その時期に，本人，家族の意思により在宅で療養するのか，病院で療養するのか，その他の場所なのか選択がなされ，希望する場所で最期が迎えられることが理想です．

　在宅であれば，口腔機能管理を含む訪問診療を行うことが可能です．歯科の標榜の無い病院でも同様です．歯科標榜のある病院では，その病院の歯科診療室から，またその他の入居施設に関しては，各施設での条件に従います．

2 歯科衛生士の業務

1―歯科衛生士の役割

　終末期であっても歯科衛生士の役割は他のステージと同様です．

　意識すべき点は，全身状態としての痛みや苦しさ等への配慮，歯科衛生士としてかかわれる期間はどのくらいであるか，本人や家族の受け入れ状況等を理解したうえで，口腔をみることです．

　また，免疫機能が低下している状態では口腔内も薬剤の影響を受けやすく，どのような変化が起きることがあるのかを知ったうえで，迅速な対応ができるようにしておくことも大事です．

2―終末期における口腔ケア

　終末期といわれる時期に，口腔内の状態をより良く保ち，口腔健康管理を行うためには，在宅療養者にかかわる家族，他の職種との協働が必須です．

　セルフケアが困難になること，食物や唾液の誤嚥，または喀出が困難になることから，口腔内の環境が悪化する患者が多くみられます．また，開口傾向，水分摂取困難等，口腔乾燥が助長されます．在宅であれば家族や看護師，介護士等と連携して，その他の病院，施設等においては多職種により口腔ケアを行う必要があり，また状態に応じて頻回のケアが求められることがあります．

　最期まで食べる，話す，快適な口腔を保つことに，口腔ケアが欠かせない時期となります．

　疾患や状況により，口腔内の環境が日々変化していくこともあり，毎日の観察

が必要です．口腔の状態により，ケアの回数，ケアの方法を検討していきます．そのためにはかかわるものが繰り返し連絡を取り合い，方法を考え，再度伝えることが必要になります．

3─歯科衛生士の具体的業務内容

終末期における口腔健康管理は，患者がどこで過ごすかにより，在宅，施設の業務内容に準じます．

歯科医師の指示により訪問し，口腔機能管理を実施後は毎回，業務記録を作成する等，基本的な常務内容は施設や在宅の業務内容と同様です（必要書類も同様．口腔機能アセスメント票，口腔健康管理計画書，業務記録例はp25参照）

（山口朱見）

Section 6 脳血管疾患後遺症（左被殻出血）のAさんの事例

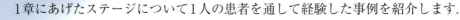

1章にあげたステージについて1人の患者を通して経験した事例を紹介します．

背景（バックグラウンド）

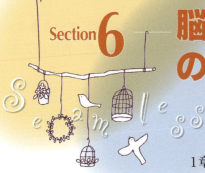

Aさん，性別：男性，年齢：84歳
家族：妻と二人暮らし
長男：既婚，県外在住
長女：既婚，市内在住
入院前の状態
介護度：要介護1
障害高齢者の日常生活自立度：A2
認知症高齢者日常生活自立度：自立

家族構成図

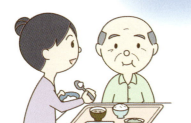

入院までの生活
現在の地に生まれる．学生時代はクラブ活動の部長などしていた．大学卒業後，商社に勤務し役員も務めた．33年間勤務し65歳で退職した．27歳で結婚し，息子と娘が生まれた．子どもたちが結婚・独立してからは，夫婦二人で暮らしていた．退職後は友人とカラオケに行ったり家族で旅行に行ったり生活を楽しんでいた．またスポーツは好きで，退職後も週に数回はウォーキングもしていた．80歳を過ぎたころから身体の不調を訴えることが多くなり，かかりつけ内科病院で高血圧症と診断され，降圧剤を服用していた．家から出ることが少なくなり足腰の力が低下したため，長女が心配して地域包括支援センターに相談し，2年前に介護認定を受け（要介護1）デイケアに週に2回通っていた．デイケアでの体操などは積極的に参加されていて家の中や近所は安心して歩くことができていた．2月に自宅で倒れ，救急搬送された．

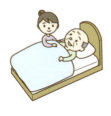

1 急性期

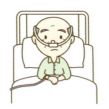

急性期病院でのAさんの状況

■入院時のAさんの状況

2月○日に救急搬送され左被殻出血と診断され薬物療法で対処したが，右片麻痺があり，失語症が認められた．

入院時は覚醒が悪く傾眠状態．経静脈栄養（PPN）での栄養摂取であった．歯科が介入する時点での血液検査データは**表6-1**参照．

■ICUからの依頼

「挿管中で食いしばりがあり，口腔ケアが困難」なため，歯科衛生士に口腔ケア方法の指導の依頼があった．口腔内は挿管チューブとバイトブロックが入っており，口腔乾燥し，口腔底に唾液が貯留している状態であった

口腔清掃は，唾液を吸引しながら，歯や歯肉に加えて口腔内の粘膜（咽頭・口蓋・頬等），挿管チューブの周辺のプラークを清掃する必要がある．そのため，実施しているところをICUのナースに見てもらい，清掃方法を説明し，1日3回実施してもらうことになった．

表6-1 Aさんの入院時の血液データ

	略語	単位	基準値		数値
赤血球	RBC	/uL	男 430〜570万 女 370〜490万	↑	590万
白血球	WBC	/uL	3,500〜8,500	↑	11,200
血小板	PLT	/uL	15〜35万	↑	42万
C-反応性タンパク	CRP	mg/dL	0.30以下	↑	12.67
血清アルブミン値	Alb	g/mL	3.5〜5.1	↓	3.2
尿素窒素	UN	mg/dL	9〜20	↓	7.6

赤血球が若干高い→脱水状態がある
白血球値が高い→感染（肺炎）の疑いあり
血小板値が高い→血管が詰まりやすくなっている
CRP高い→炎症がある
アルブミン値低い→タンパク質の栄養状態が悪い
尿素窒素低い→低タンパク，肝不全

口腔アセスメント

4+4, 3+3が残存歯．そのうち2+2残根．3|3は軽度動揺．
▶口腔乾燥あり，口腔底に唾液貯留が認められる．▶口唇内側に傷有り ▶歯肉・粘膜に異常なし．▶上下部分床義歯があるが装着していない．▶義歯なしでの臼歯部咬合はない．

口腔清掃方法について

①口腔乾燥があるため保湿剤を使用する
②出血しやすいため歯肉への刺激を少なくする用具としてタフトブラシを使用する
③粘膜清掃を行い，汚れを回収するため吸引をしながらケアをする
④誤嚥させにくい姿勢にする
⑤バイトブロックを2つ準備して，左右の位置を変える
⑥チューブの周辺のバイオフィルムを残さないように清掃を行う

■病棟からの依頼

身体状態が落ち着いたAさんはICUから病棟に移った．言語聴覚士の嚥下評価により経口摂取開始にあたり，歯科衛生士へ口腔内のアセスメント依頼があった．

歯科衛生士から急性期病棟ナースへの伝達

▶口腔内の状況は自分の歯が10本，そのうち残根4本．動揺歯2本，臼歯部咬合がないため咀嚼するには義歯が必要である．
▶口唇・口腔乾燥がある．
▶義歯については調整が必要．

■退院時の申し送り

Aさんは身体状態も落ち着き，ペースト食を経口摂取できるようになった．本人の「家へ帰りたい」という希望もあり，在宅での生活を目指し，リハビリを目

的として回復期病院へ転院することになった．

　回復期病院の歯科衛生士に，①右片麻痺がありセルフケアが難しいため口腔ケアの介入が必要であり，具体的な口腔ケア方法について添付．左手でセルフケアを行えるように指導していく必要がある．②残存歯10本，残根4本（根面版），歯肉の軽度炎症がある．う蝕はない．③経口摂取はペースト食であり今後の食形態を上げるためには義歯を使用した，嚥下訓練が重要であることを，退院サマリーで申し送った．

　理想的には退院時カンファレンスにて，ソーシャルワーカーを通じてクリニカルパスの伝達を行うのが望ましいとされている．

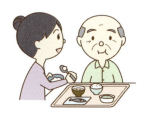

2 回復期

 回復期病院でのAさんの状況

■入院時のAさんの状況

既往歴：脳出血（左被殻出血），高血圧
食事：経口摂取　**歩行**：車いす　**会話**：聞き取りにくい
日常生活自立度：C2　**日常生活機能評価**：15　**FIM**：43

■Aさんの口腔の課題と対応策

①口腔清掃不良・口腔乾燥

　残存歯の状態は，歯周病の進行により軽度の動揺がみられる歯が2本あり，歯頸部では汚れの付着がみられる．食事前の口腔ケアでは覚醒を促し，経口摂取につなげる．食後の口腔ケアは汚れの除去，動きを出すように行う．セルフケアは左手で行っているが，巧緻性に欠け困難である．口腔内を清潔に保つために歯磨き，舌ケアの指導を行っていく．在宅への退院に向けて乾燥緩和，セルフケアレベルを上げることで口腔内を快適な状態にする．

②嚥下障害・覚醒不良・口腔周囲筋の筋力低下

　残存歯は10本（そのうち4本が残根）$\underline{3\ \overline{+}\ 3}$（そのうち$\underline{21|12}$が残根），$\overline{4\ \overline{+}\ 4}$で臼歯部での咬合は無い．この状態では咀嚼は困難であり，食物は丸飲みとなるため，ペースト状のものとなる．今後の経口摂取では，食物の取り込み，咀嚼等の点から上下顎に義歯をいれることが望ましい．

　以前に使用していた義歯調整が必要である．覚醒を促し，安全に食べるために，舌の訓練，呼吸・発声の訓練など口腔周囲筋の訓練を行い，咀嚼，嚥下しやすくする．

■Aさんのリハビリテーション実施計画

今後の生活の希望：
本人：リハビリを頑張って，できることなら自宅で過ごしたい．
家族：本人の意向に沿いたい．

リハビリテーション目標
自宅生活を想定した日常生活行為の訓練を開始時から行い，移動に関しては車いすではなく歩行で行えるようにします．自宅内で必要なこと，また外出先で必要な生活上の行為のやり方をていねいに練習します．

退院時の目標と見込み時期
1か月後を目途に，屋内の歩行や日中の排泄，整容が安定して行えることを目指します． 3か月後を目途に，屋外での歩行や夜間の排泄も一人で行えることを目指します．

職種	内容
PT〈理学療法士〉	■ 訓練室での歩行訓練・階段昇降訓練：中庭歩行から開始し，徐々に屋外道路での歩行へ進める．
OT〈作業療法士〉	■ 箸の指導訓練（さまざまな食材をつまめるよう指導する） ■ 立位での歯磨き・洗面訓練を行う．
ST〈言語聴覚士〉	グループでの会話などで自発性を促す．積極的な会話を引き出すようにする．

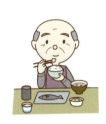

在 宅

退院後の在宅でのAさんの状況

■退院（直）後の状態

介護度：要介護4

障害高齢者の日常生活自立度：B2

認知症高齢者日常生活自立度：Ⅰ（自立）

今後の生活の希望：

本人：できるだけ自宅で過ごしたいと思っている．

妻：本人の希望に合わせたい．サービスを利用してできるだけ自宅でみていきたい．

ケアマネジャーから「病院から自宅での生活に戻るが，上手く口腔ケアができないこと，義歯が合わない，話しにくさ等があり，奥様から在宅でみてほしいと希望がある」との連絡．

食事：経口摂取（ペースト～極軟らかいもの），自食で時に介助

会話：意思の疎通は可能であるが言葉の出にくさがある

歩行：不可．車いす使用

特記：夫の介護は体力的に妻の負担になっている

■本人・ご家族の歯科への要望

本人：食べにくいので入れ歯を入れたい．前の入れ歯は合わない．自分では上手く磨けない．話しにくい．

妻：「本人が上手く磨けないので手伝いますが，難しいです．入れ歯は一度調整してもらったのですが，また合わないようで，使えるのでしょうか．本人のストレスを減らすのに，もう少し話しやすくなると良いのですが．ときどき，むせています」．

口腔健康アセスメントの状況

①残存歯は10本，そのうち2本に動揺がある

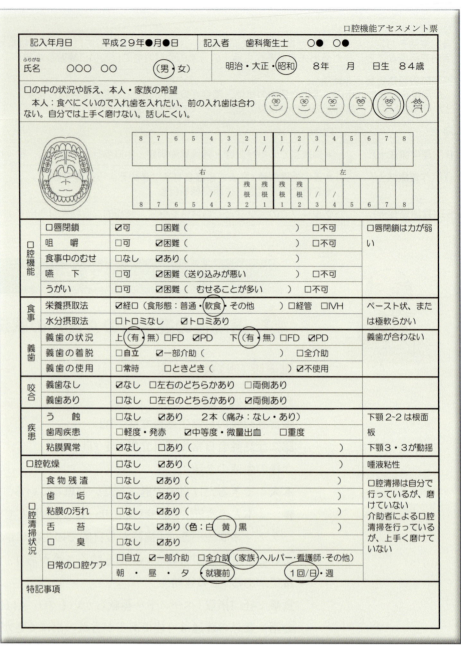

図2-1 口腔機能アセスメント票

②口唇閉鎖は可能であるが力は弱い．舌の動きは不良である
③うがいはできるが，むせることが多い
④嚥下時に送り込みのタイミングが合わずにむせる．
　食事は経口摂取．ペースト状またはごく軟らかいものを，スプーンで自食している．
　口に運ぶまでもこぼれるが口からこぼれることもある
⑤水分はとろみをつけている
⑥入院前は，上下部分床義歯を使っていたが，合わないため使用していない
⑦残根が4本あり，粘膜異常なし，唾液の粘調度はやや高い
⑧歯間部，歯頸部に歯垢の付着がみられ，食物残渣の散らばりが少量ある．
⑨セルフケアは左手で行っているが困難，上手く磨けていない
⑩介助者による口腔清掃を行っているが，上手く磨けていない

初回訪問

S 本人：「…こん……ちは」．
　妻　：「なかなか言葉がでてこないので大変そうです．身体のことも大変だけど，口の中は大事だから，きれいにして美味しく食べられると良いです」．

O 口腔周囲の動きについて，可動域は十分であるが動きの緩慢さがある．歯垢の付着が認められ，舌も汚れている．口臭はやや強い．言葉の出にくさや発音のしにくさがある．食事中のむせがあり，食事時間に1時間近くかかる．

A セルフケアは可能であるが，磨ける範囲が限定されるため，歯ブラシの工夫で改善を図る．介助者による毎日のケアが必要である．口腔の動きが少ないことも動きの低下につながっていると思われる．

P 本人のセルフケアと家族による口腔ケアの的確な方法を伝えていく．セルフケア用歯ブラシのグリップを太くして，磨きやすさを観察する．疾患後遺症と機能の低下による口腔の動きの悪さは，口腔周囲を動かしていくことで改善を期待し，食前に口腔体操を行う．むせや窒息に注意しタイミングに合わせて食事がとれるように，食事の形態，食べ方，姿勢等についても検討する．食べやすさ・話しやすさに義歯の使用は大きく影響すると考えられるため，義歯の調整により，使用ができるか歯科医師と相談しながら，様子をみていく．

■歯科衛生士が注意すべきこと

● 高血圧が脳出血の原因となることが多く，出血の部分や程度により，処置やその後の改善，後遺症としての症状が異なります．脳出血の中で最も多くみられるのが，被殻出血です．左右どちらに起きるかで症状が違います．一般的には左被殻出血では右麻痺，失語等が，右被殻出血では左麻痺，失行，失認等が現れやすくなります．

● この事例の方は84歳で76歳の奥様と2人暮らしです．介護者の奥様は元気ではありますが，ともに高齢で在宅での介護負担が心配です．奥様の口腔ケアへの理解があり，本人のリハビリへの取り組みの意欲もあるため，歯科衛生士が介入しやすい条件です．ぜひ，2人が自宅で暮らせるように，かかわっていきましょう．ケアマネジャーの主導で在宅でのサービスやデイサービスなどを上手に組み合わせて過ごしていくことが必要です．

■口腔健康管理計画作成（口腔ケアプラン）のための考え方

①脳血管疾患後遺症で日常生活自立度がB2である．
②食事は経口摂取でタイミングが合わずにむせることがある．
③日常の口腔清掃はセルフケア可能であるが左手で行うこともあり限界があり，家族（妻）の介助者磨きは上手く行えていない．

■歯科衛生士が行う口腔健康管理計画（口腔ケアプラン）

長期目標：誤嚥性肺炎を予防し，快適な口腔で，美味しく食べる		
短期目標	ケア内容	期待される効果
汚れ（プラーク，食物残渣等）の減少	口腔内を清潔にする必要についての説明／セルフケアの継続支援，動きの確認／残存歯・舌・粘膜部分の清掃	口腔内細菌のバランスの改善／誤嚥性肺炎リスクの低下／口腔内の清掃状態を良好にすることで快適に保つ
安全に美味しく食事がとれる	口腔内・口腔周囲マッサージ／口腔周囲の運動／嚥下反射を促す／嚥下に適した食事形態・方法，姿勢	安全な食事摂取／食事量の維持／／口腔機能の維持／嚥下反射の促進／むせの減少／食事を楽しむ
必要物品： ■歯ブラシ，360度植毛のブラシ　■歯間ブラシ　■粘膜ブラシ　■歯ブラシグリップ用のゴム等　■口腔機能訓練に必要な媒体　■本人・介護者が行う口腔ケアのメニュー表		
注意点： ■窒息・誤嚥に注意が必要　■毎日の口腔清掃の継続 ■疾患後遺症と筋力低下の面から口腔機能訓練が行えるよう，無理の無いメニューを提案する．介助者が行いやすい清掃方法を検討する．食べ方・食事形態等も観察し，継続的に対応していく．		

■本人・家族・他の職種への指導内容

	短期目標	内容
本人	安全に食事がとれる	むせを少なくするために，食事前に健口体操（メニュー表を渡す）（舌を左右上下に10回ずつ等）動かしましょう
家族	汚れの除去，口臭の減少	歯科衛生士がポイントを絞った負担の少ない口腔清掃法をお伝えします．毎日実施するようお願いいたします．
他の職種	安全に食事がとれる	ご本人に食事の前に口の体操を勧めています．声掛け見守りを行ってください．
	汚れの除去，口臭の減少	食後はセルフケアの声かけ見守り後，介助による口腔清掃を行ってください（手順書がありますので参考にしてください）．

経過・記録

1か月後

S　本人：「こんちは…．入れ歯，使えてるよ」
　　妻　：「前の入れ歯を合わせてもらって入れられるようになりました．足してもらったところが，ときどき痛いようです．歯磨きは本人頑張っていて，私も教えてもらったようにやってます．軟らかい歯ブラシにしてから嫌がらないので，毎日できます」

O　歯間部に汚れが少量認められるが歯肉の炎症は軽度へ改善している．口臭は軽減した．上下義歯を使用しているが，食事時に増歯した部分が痛む．傷は認められない．
　　食事は軟らかい物，水分はトロミを付けて摂取しているためむせの頻度は減少しているが，時々むせる．自分で左手を使いスプーンで食べているが，時間がかかることや，食べこぼしがあるため，半分は介助者が食べさせている．

A　歯肉の炎症，口臭は減少．セルフケアと介助者による口腔ケアで口腔内の状態は改善している．セルフケアは歯ブラシを360度植毛を使用しグリップを太くしたことで力が入るようになった．

　　　　義歯が入ったことで，食事の形態は変更せずに，咀嚼，嚥下しやすくなったと思われる．毎日，食事前に行っている口腔周囲の運動で動きやすくもなっているか．身長165cm，体重49kg，BMI：18．

P セルフケア，介助者による口腔ケアを現状で継続してもらう．義歯は歯科医師へ調整を依頼．
　　　　食事前の口腔周囲の運動は自宅では忘れてしまうようなので，奥様に声かけてもらい2人で行ってもらう．座位姿勢をまっすぐに保つように意識する．
　　　　食事量は少なめであるので，高カロリー食のおやつ等も相談．体重やBMI，アルブミン値にも注意していく．介助者の負担にも注意して様子をみていく．

2か月後

S 本人：「こんちは…．入れ歯，調子いい」
　妻　：「入れ歯があったようで随分食べやすくなったみたいです．あんまりむせなくもなりました．言葉も少し聞き取りやすいように思います」

O 歯間部に歯垢が少量残っている．歯肉炎症は軽度認められる．舌の汚れは減少し，舌背2分の1程度に薄くみられる．口臭はほとんど感じられない．
　　　　上下顎義歯を使用しており，軟らかい物の咀嚼が可能．痛みは無い．
　　　　食事中，ごくたまにむせるが，頻度は減っている．食事時間は30〜40分程度に短縮．食事介助は奥様が半分程度手伝っているが，こぼすことは減っている．

A 汚れは残っているがセルフケアは継続している．介助者による口腔ケアが慣れてきて負担感なく継続している．舌・口唇の動きはやや改善がみられる．義歯により軟らかい食事の咀嚼ができる．食事介助は奥様がやや負担に感じている様子．

P セルフケア，介助者による口腔ケアを継続していく．週1回の訪問看護時に歯間ブラシによる清掃を依頼する．口腔の運動を継続し，日常会話により発語を促していく．食事は時間も短縮され，スムーズに摂取できている．デイサービスのOTにも相談し，食具の検討をして介助負担の軽減を図る．本人の希望，義歯が適合したこと，口腔周囲の筋力維持等から，食形態のアップ（普通食）を歯科医師，関わる多職種で検討・相談していく．高カロリーゼリーは好きでないため，アイスクリームや和菓子などで食べられるものでカロリー摂取を試みる．

3か月後

S 本人：「こんにちは．ご飯美味しいよ」
　妻　：「普通のご飯が食べられてます．ほとんどむせないし，私も作るのが楽です」

O 歯間部の歯垢は減少傾向．歯肉炎症は軽度認められる．舌の汚れごく薄い．口臭はほとんど感じられない．上下顎義歯を使用しており普通食の咀嚼が可能．痛みは無い．食事中もほとんどむせは無い．食事時間は30〜40分．

A セルフケア，介助者による口腔ケアが継続できている．訪問看護での歯間

ブラシ使用も加わって状態改善している．口腔体操を行ってから食べることが習慣になっている．普通食になったことで奥様の食事作りの負担は減っている．ネックの角度が調整できるスプーンを使うようになり，食べこぼしが減った．自分で食べることでタイミングも合いやすく，適度なスピードで食べることができている．おやつにカステラ，アイスクリーム等とっている．BMI：18．

P セルフケア，介助者による口腔ケアともに習慣化されて負担感なく行えており，歯科の訪問時に確認していくことで口腔状態維持していく．他職種へのケア方法も相談しながら継続する．食事は本人が無理の無い硬さの範囲で普通食を食べられており，好きなおやつもとれるようになり，本人の食べる意欲にもつながっている．咀嚼や会話により，口腔周囲の筋肉を動かしていくことを促す．安定した生活維持できるよう口腔からみていく．低体重ではあり，栄養状態，食事量にも注意していく．

4 在宅（終末期）

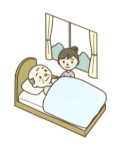

3年経過後（87歳）

3年間を大きな身体のトラブルなく安定して過ごした．口腔は義歯の調整を行いながら経過，右上3，左上3は動揺が強くなり，歯科医師と医師の情報交換の基に，抜歯を行っており，上顎部分義歯に増歯し上顎は全部床義歯となっている．その他の部分については状態安定しており，下顎部分義歯を使用．セルフケアと介助者の妻による口腔ケアが継続している．食事は，普通食〜軟らかめのものを摂取しているが，食事量は徐々に減ってきている．ここ1か月ほど寝ている時間が増え，食事も一日3回から2回となり，摂れない日もある．デイサービスは継続中である．妻の腰痛もあり，市内に住む長女が1週間のうち3日間通っており，買い物や食事の用意などしている．目が覚めているときは，しっかり返答あり，最期まで自宅で過ごしたい，延命処置はいっさい望まない，という本人の意思がある．

3年10週後

1週間前より覚醒が悪く，デイサービスは行かず，自宅で過ごしている．食事はほとんど摂れていない．水分を少し含む程度．バイタルサインは血圧がやや低めであるが安定している．訪問診療での医師も本人・家族の意思をふまえて，特に処置を行わずに痛みや辛さに対応していくことで家族・かかわる職種が了解している．妻より，口の中が汚れてきれいにならないとの訴えがあり訪問した．
BP：88/50mmHg，SpO_2：93％，HR：102，KT：37.0℃

S 本人：「……」
　妻　：「身体も口も痛いところもないようですが，口の中が汚くなって取れません．2日前から口の汚れが取れないので義歯をはずしています．どこもつらくなければよいと思います」

O 頭部を少し上げて口腔ケアを実施．声をかけるとわずかに頷く様子がある．

やや開口している．口腔内は痰，剥離上皮等の汚れが全体に付着している．特に口蓋，舌，歯面に認められる．乾燥．口唇，口腔内も乾燥している．口臭がやや強い．口唇・口腔内を微温湯と保湿剤を使用して保湿し，汚れが軟らかくなってから，歯ブラシ・粘膜ブラシ・ガーゼ等を使用して除去する．除去後の口唇・歯・粘膜に異常なく，嚥下反射あり．スポンジにお茶を含ませ，舌上にのせるようにすると嚥下ができた．

A 嚥下反射の低下により，唾液の誤嚥での痰の増加と喀出困難，口腔内の動きも低下し，剥離した上皮は停滞している．経口摂取は困難になっているが，本人よりお茶が飲みたいとの訴えあり，少量でも嚥下できる状態を保ちたい．粘膜は脆弱な様子で，拭き取る力加減に注意が必要である．

P 妻，長女へ口腔ケア方法を伝える．口唇の保湿，力加減，スポンジの水分量，痰を軟らかい状態で除去する方法等を伝え，乾燥を軽減するため頻回の口腔ケアをお願いする．様子をみて口腔ケア後にお茶等をスポンジにて舌上に少量含ませ飲ませてもらう．本人がつらくないように，また家族のケアが上手く施されるよう口腔状態をみていく．

翌日

口腔状態，介助者（家族）口腔ケアの様子を伺うため訪問．
BP：測定不能，SpO$_2$：88％，HR：55

S 本人：「……」
　妻　：「顎が動きます．手足が冷たいので温めたほうがよいかと思って手足をさすったりしています．昨日，口腔ケアをしていただいてから，娘と交代でやっています．飲んだのは2回程，お茶をつけたスポンジで舌を湿らせたら飲んでいました．今日は呼んでも反応ないけど，口がきれいになったら楽そうにみえます」．

O 呼びかけて反応なし．下顎呼吸．声をかけながら口腔内観察を行い，ケアを実施する．咽頭近くわずかに痰の付着あるが，容易に除去ができる．他の部分は継続ケアの継続により，付着物なく保たれている．乾燥ではあるが，拭き取りにより緩和されている．口臭減，わずかに感じる程度．粘膜は脆弱．

A 介護者による口腔ケアが良く行われている．本人の表情は穏やかである．

P 妻・長女による口腔ケア方法を継続してもらう．粘膜はさらに脆いため力加減に注意する．息子さん，お孫さんたちも来ている．本人の様子も穏やかで，皆様子は落ち着いている．最期まで耳は聞こえているので，話しかけたり，手足など触れてもらうのが良いことお伝えする．

この数時間後，夜半に呼吸停止，医師により死亡が確認される．

数日後

妻・長女より，苦しそうな様子は無く，とても穏やかであったとの報告をいただく．
また，口腔ケアをすることで呼吸が楽そうになり，自分たちも口腔ケアをすることができて良かったとのこと．

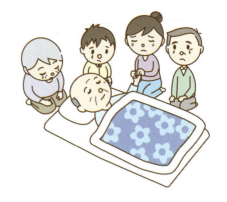

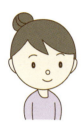

ポイント　終末期には一般的にはセルフケアができなくなり，介助者ケアが必要になります．口の動きが少なくなることや唾液が上手く嚥下できず痰が増え，口腔内が汚れやすくなります．また，乾燥しやすくなるため保湿しながら痛みなくケアすることが大切です．
介護者であるご家族ができることが少なくなり，見ているだけなのが家族としてつらい，ということがあります．口腔ケアは亡くなるときまで，家族ができるケアです．専門的ケアを施しながら介護者ができるケアの方法を伝えていきましょう．

（久保山裕子・山口朱見）

Chapter 2
症例と演習

本章では歯科衛生士が病院や在宅や施設で頻繁に遭遇する事例を10症例,掲載しました.著者らが対応した実症例を「事前情報(バックグラウンド)」,「口腔健康アセスメント」,「口腔健康管理計画作成のための考え方と口腔健康管理計画の実際」,「本人や家族や他の職種への指導内容」,「その後の経過」の順に編集しました.

最初に「事前情報」と「口腔健康アセスメント」より本症例の全身状態の把握として「全身的な問題点」と「その状況を踏まえたうえでの歯科的な問題点」を抽出します.症例によっては「不足している情報」があるかもしれません.それらも踏まえて演習では歯科医療や歯科保健の課題に対する介入方法についてKJ法(後述)を活用してグループワークにて討議して深め,発表します.

初めて経験する歯科衛生士も経験豊かな歯科衛生士も一緒になって多数の症例を活用してグループワークをすることで,臨床実践力を高めることが可能となります.これらの研修会における演習を通した学びの後には,病院や在宅や施設で活躍している歯科衛生士の活動に同行されることで,今回の学びがより深まり実践的となります.その前には,ただ症例に目を通すだけではなく,実際に演習を行うことが大切です.症例が不足している場合は,日本歯科衛生士会のホームページにもさらに複数の症例を掲載しております.多くの歯科衛生士が演習を通して臨床実践力を高めていただけることを願っています.

Case 1 脳血管疾患（脳出血後遺症）

事前情報（バックグラウンド）

依頼者：ケアマネジャー
依頼内容：75歳の父親から，脳出血により要介護となった50歳の息子について次のような依頼があった．その内容は「入院中に歯が悪くなった．痛みは無いようだがあまり食べようとしない．利き手が使えなくなり歯磨きもできない状況だ．口臭が気になるので治療と歯みがきの方法を教えてもらいたい．できれば本人にやってもらいたい」というものであった．
障害高齢者生活自立度：B1　　認知症高齢者生活自立度：Ⅲa
認定情報：要介護3
既往・現病歴：脳出血後遺症（右上下肢麻痺）

服薬：トラムセット配合錠®，アロプリノール錠®
食事：経口摂取，一口大，軟らかめ
会話：可，しかし声が小さい
歩行：日常的には車椅子，車椅子からベッドへの移乗は一部介助，装具をつけて歩行訓練中
特記：自信を喪失し，何事も家族に頼っている
今後の生活の希望：父親：自宅で生活させたい，自分のできるとこはやってほしい

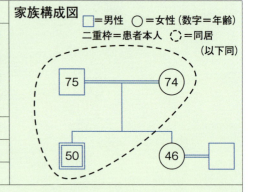
家族構成図　□＝男性　○＝女性（数字＝年齢）　二重枠＝患者本人　⸺＝同居

口腔健康アセスメント

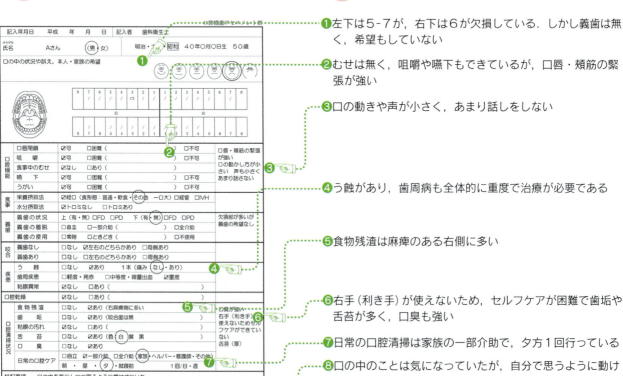

課題のリストアップ

1. 左下は5-7が，右下は6が欠損している．しかし義歯は無く，希望もしていない
2. むせは無く，咀嚼や嚥下もできているが，口唇・頬筋の緊張が強い
3. 口の動きや声が小さく，あまり話しをしない
4. う蝕があり，歯周病も全体的に重度で治療が必要である
5. 食物残渣は麻痺のある右側に多い
6. 右手（利き手）が使えないため，セルフケアが困難で歯垢や舌苔が多く，口臭も強い
7. 日常の口腔清掃は家族の一部介助で，夕方1回行っている
8. 口の中のことは気になっていたが，自分で思うように動けないため，意欲が低下している

本人・ご家族の歯科衛生士への要望

本人：むし歯と歯が動くのが気になる．歯磨きができるかどうかわからない．

父親：退院後も歯科医院へ行くことができなかった．本人に歯磨きをするように言うのだが，やる気もなくすぐに終わってしまう．私たちも持病があり，介護が大変になってきている．今後は歯磨きをして，自分の口の健康を守って元気に過ごして欲しい．

 ### 初回訪問

S 本人：「歯磨きできるか，わかんないなぁ」
父親：「歯磨きが自分でできるようになって，自立心が出てくればありがたいのですが‥」

O う蝕が多数あり，動揺歯が認められる．欠損歯があるが義歯はない．健側の左手でセルフケアを行っているが，巧緻性（こうちせい）が無く，麻痺側に歯垢や食物残渣が残る．清掃時間は短い．

A セルフケアは自発的に行う意欲は薄く，清掃も十分にできない．家族も高齢なため，介助に負担を感じている．

P 歯科衛生士による口腔衛生管理と口腔機能管理を行う．本人のセルフケア能力が向上し，同時に家族が負担を感じにくい介助方法を指導する．う蝕や歯周病，誤嚥性肺炎などのリスクを低下させるという観点から，口腔ケアの重要性を説明する．

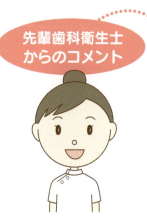

先輩歯科衛生士からのコメント

・脳血管疾患後遺症の人は，急にできないことが多くなり，気持ちが落ち込むことが多いようです．聞き取りや観察を行って残存能力を把握し，それを活かす指導を心がけましょう．

・50歳と若いので，麻痺とのつき合いも長くなると思います．利き手が使えなくなり，食事や歯磨きに対しても意欲を失っているようです．
まず口腔清掃後の口腔内の気持ちよさを実感していただいた後，ご本人ができる清掃方法を検討しましょう．また，脳血管疾患罹患後の口腔細菌による誤嚥性肺炎のリスクについてもわかりやすく説明し，口腔ケアに対するやる気を起こさせるのも重要です．いずれにしても努力したらうまくいったという成功体験が大切です．

・現在重度の歯周病もあります．歯周病菌は全身にさまざまな影響を及ぼします．ご本人の気持ちも考慮しながら，適切な治療や指導を行いましょう．

口腔健康管理計画作成のための考え方

①う蝕・歯周病があり，歯科治療が必要である．
②口腔清掃は，利き手に麻痺があり巧緻性が低い．加えて意欲が乏しい．
③声が小さく話すことに消極的なため，発声訓練等を含めた口腔機能の向上をはかる．
④家族は介護の負担を感じているため，負担感の少ない介助をプランに盛り込む．

歯科衛生士が行う口腔健康管理計画（口腔ケアプラン）

長期目標：う蝕や歯周病の改善，誤嚥性肺炎のリスク低下（清潔な口腔で，食べ物の味を楽しむ）

短期目標	ケア内容	期待される効果
口腔内を清潔にして歯周病を改善する	気持ちの良い口腔を体感してもらう/歯ブラシと歯間ブラシ・フロスを併用し，歯肉炎を改善する/清掃方法の工夫と清掃するための環境について検討する/口腔清掃の必要性を説明する	口腔細菌の減少/自分で磨く習慣をもつ/食物残渣・歯垢の減少/歯周病の改善/口臭減少/口腔内の感覚向上
食事や会話が楽しくなる	口腔周囲筋・舌の運動/発声・呼吸等の訓練	口腔周囲筋の動きが良くなる/声がスムーズに出る

必要物品：■歯ブラシ　■歯間ブラシ　■口腔機能訓練に必要な媒体

注意点：
■車椅子の移乗時と洗面所での立ち上がり等の，一部介助及び安全の確保を行う．
■痛みの少ない清掃方法を指導する（介助者に声かけをしてもらう）．
■口腔清掃はその都度場所を決めて，うがいを励行する．

本人・家族・他の職種への指導内容

	短期目標	内容
本人	口腔内を清潔にして爽やかになる．	1日2回歯磨きをしましょう．
	食事や会話が楽しくなる．	頬をしっかり動かしてブクブクうがいをしましょう． 好きな歌手の音楽を聴いたり，歌ったりしてみましょう．
家族	口腔内を清潔にする．	毎日の歯みがきの声かけをしてください． 当面は1日1回の介助者磨きをお願いします．
	食事や会話が楽しくなる．	会話を増やすことを心がけましょう．

経過・記録

[4週間後]

- **S** 本人:「歯磨きできているかわからないなぁ」「痛み止めの錠剤が飲みにくい」
  父親:「歯磨きを教わってからは,自分でやるように言っている.最近は洗面所に車椅子で行ってやることもある.できれば歩いて洗面所まで行って欲しい.歯磨きの方法を忘れないよう,声かけや指導の用紙を見て確認している.以前より家で起きている時間が長くなった.デイサービスに週1回行くようになった」

- **O** 両親の声かけにより,食後は口腔清掃を自分で行うようになってきている.歯垢の付着及び出血量は減少傾向にある.しかし麻痺側の感覚がつかめず,磨き残しが多い.自宅での会話は少ない状況である.声が小さく聞き取りにくい.常に麻痺側が痛みを感じるため活動量が少ない.

- **A** セルフケアのレベルは上がってきているが,継続的に指導が必要である.声が出にくいため会話に消極的になっている様子である.引き続き舌,発声,呼吸等の訓練が必要と考えている.

- **P** 口腔清掃を自分で行うことにより,口臭や歯肉炎が改善していることを伝えて,達成感を感じてもらう.歯科衛生士による口腔健康管理を行い,快適な口腔を提供することでセルフケアの意欲に繋げる.体調を考慮して機能訓練も継続する.

> **まとめ** ご家族やご本人への対応が上手くいっているようです.意欲も少しずつ出てきていてよい方向に向かっています.今後,良いコミュニケーションを取り信頼関係を高めていきましょう.

case 2 認知症（アルツハイマー型認知症）

事前情報（バックグラウンド）

依頼者：ケアマネジャー	
依頼内容：家族（妻）から「むせや食べこぼしがあるため改善してあげたい．口の中もきれいにしてあげたい」と相談	
障害高齢者生活自立度：B2	認知症高齢者生活自立度：Ⅱa
認定情報：要介護3	
既往・現病歴：アルツハイマー型認知症	

家族構成図：75（男）─73（女），51

服薬：メマリー錠®，抑肝散エキス顆粒®，セレナース錠®
食事：経口摂取，軟菜食
会話：可（談話可能）
歩行：自立
特記：食事は1時間近くかかりむせがみられ，食事量は減少している　体重は3か月で2kg減少した
今後の生活の希望：本人・妻：自宅でゆっくり過ごしていきたい

本人・ご家族の歯科衛生士への要望

妻：入れ歯を使わなくなってしまい，その状態で食事をしている．このため食事がしにくそうである．また，食事中むせたり食べこぼしがみられるため，少しでも良いから改善してあげたい．口の中も汚れているためきれいにしてあげたい．

口腔健康アセスメント　　 課題のリストアップ

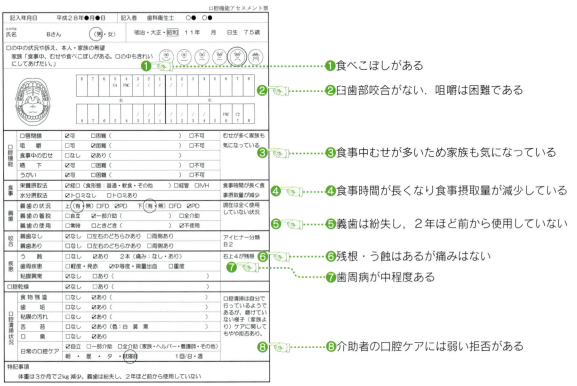

❶食べこぼしがある

❷臼歯部咬合がない．咀嚼は困難である

❸食事中むせが多いため家族も気になっている

❹食事時間が長くなり食事摂取量が減少している

❺義歯は紛失し，2年ほど前から使用していない

❻残根・う蝕はあるが痛みはない

❼歯周病が中程度ある

❽介助者の口腔ケアには弱い拒否がある

初回訪問

S 本人：「きちんと食べられる．歯磨きもしている」
　妻　：「食べこぼしやむせていることがあります」

O 食事の一口量が多い．食事中のむせ・食べこぼしがみられる．食事に約1時間かかる．家族の歯磨きにはときどき拒否がみられる．残根周囲，粘膜部に汚れが認められる．

A セルフケアでは清掃不良のため，定期的な口腔清掃が必要である．可能な範囲で介助者に対する口腔ケアの指導を行う．口腔周囲の機能向上のための介入（マッサージ）も必要である．食事は30分を超えないようにし，足りないエネルギー量は間食で補うようにする．

P 歯科衛生士による定期的な口腔健康管理を継続する．セルフケアと介助者による口腔ケアの指導を行う．口腔周囲マッサージ，口腔周囲筋の運動を行っていくと同時に，食事の際の姿勢，食形態・食事量についての経過観察も実施する．エネルギー補給用の間食（ゼリー等）を具体的に提案する．咀嚼の必要性を説明し義歯作成を検討していく．

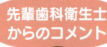
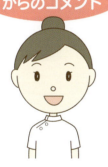

- 食べることが難しくなってきたという事例ですが，元気な時の食べ方を変えることは，本人の努力や周囲の協力が必要ですね．義歯を調整してもらい，使える状態にして，一口量の指導や口腔周囲の刺激・訓練が有効になることを期待したいと思います．食べこぼしやむせについては，本人の認識と実際がうまくかみ合うように指導しますが，自尊心を傷つけないようにすることが必要です．

- 歯磨きについては，本人の長年の習慣を取り入れながら指導しましょう．家族の言うことは拒否しても，専門職のアドバイスは受け入れてくれることが多いといえます．歯科衛生士の継続した取り組みに加えて，介助者の協力が必要となります．必要な場合は介護者をねぎらい，よくやっていることを認めて，無理のない介護を進めるよう配慮する必要があります．真面目で頑張る人ほど落ち込むという傾向がありますから，そのことを理解してお付き合いしていくと良いですね．

口腔健康管理計画作成のための考え方

①食事時間が増えたが,量は減少し,体重も3か月で2kg減少したことから,低栄養リスクが高いと考えられる.
②臼歯部咬合がなく,義歯は2年前から使用していない.
③食事中は食べこぼしがあり,むせがある.
④口腔清掃は自立だが,食物残渣や歯垢,舌苔があり支援が必要である.
⑤ご家族の口腔ケアには拒否があるため,介助方法を伝達することが必要である.

歯科衛生士が行う口腔健康管理計画(口腔ケアプラン)

長期目標:安全においしく食事ができる		
短期目標	ケア内容	期待される効果
口腔内細菌の減少/食物残渣や歯垢の減少/介助者磨きの受け入れ	口腔周囲,頸部の刺激・運動・食事(内容・形態・食具)についての指導 **介助者** 口腔周囲のマッサージを行う	むせ・食べこぼしの改善/誤嚥性肺炎のリスクを下げる/食事時間の短縮/栄養状態の改善/食事を美味しく食べる
毎日の歯磨きで口の中を清潔に保つ	口腔清掃/脱感作/本人への口腔ケア指導 **介助者** 口腔ケアの介入	口腔内細菌の減少/食物残渣や歯垢の減少/介助者磨きの受け入れ
必要物品: ■手鏡 ■歯ブラシ ■粘膜ブラシ等 ■口腔機能訓練に必要な媒体 ■介護者が行う口腔清掃の手順書		
注意点:■口腔機能における食形態・量・内容・体重を把握する ■拒否があるため声かけ等に注意しながら実施する(ゆっくりと話すようにする)		

本人・家族・他の職種への指導内容

	短期目標	内容
本人	むせ・食べこぼしが改善されスムーズに飲み込める	一口量は少なめにしましょう.
	毎日の歯磨きで口の中を清潔に保つ	毎日歯磨きをしましょう.
家族	むせ・食べこぼしが改善されスムーズに飲み込める	お口の周りの筋肉などの機能を保つため,毎日1回はお口の周りのマッサージを行ってください.
	毎日の歯磨きで口の中を清潔に保つ	介助者磨きは負担のないよう,できる範囲で行ってください.

経過・記録

3週間後

S 本人：「歯磨きは毎日しています．入れ歯は作ってもらいます」
　妻　：「口の中はほとんど触ることができませんでした．食べこぼしもまだあります．義歯を入れることで食べやすくなるでしょうか」

O 前回同様に，むせや食べこぼしがあり，一口量も少なくなっている．口腔内は残根部に歯垢があるものの，前回と比較し清掃状態は改善している．食事は30分で終了し，カロリーアップゼリーやプリン等を1日1～2回食べている．

A 初回時と比べ，清掃状態の改善がみられる．一口量は少なくなったがむせ・食べこぼしがあるため，口腔周囲の刺激・訓練が必要である．しかし，食事形態を変更すると介護者の負担感が大きいようだ．

P 歯科衛生士の継続した口腔健康管理と日常の場での介助者の協力が必要である．口腔周囲のマッサージを行う際も，声かけしながら継続実施してもらう．食事形態については，介護者の負担を考え現状のまま軟らかいもので様子をみていく．食事の姿勢・食形態・食事量および体重について，引き続き経過観察する．義歯作成希望を歯科医師に伝える．

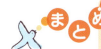 認知症の初期は，身近な人にはわがままを言いがちですが，医者や看護師，歯科医師などの言うことには素直に応じる場合が多いといえます．臼歯部咬合を確保するため早期に義歯を作製する必要があります．

Case 3 認知症（レビー小体型認知症）

事前情報（バックグラウンド）

依頼者：ケアマネジャー
依頼内容：家族から「口腔ケアを行うとき，開口しているのが難しく臼歯部の歯磨きができない．誤嚥性肺炎の既往があり，むせが多くいつも痰がからんだような音が聞こえるのが心配．口腔ケアに関して専門職に相談したい」と相談あり．
障害高齢者生活自立度：B1　　　認知症高齢者生活自立度：Ⅲa
認定情報：要介護4
既往・現病歴：レビー小体型認知症

服薬：パーロデル錠®，ドパストン®，アリセプト®
食事：経口摂取（介助にて）　粥食，軟菜食　水分はとろみをつけている
会話：可　コミュニケーションはとれるが困難
歩行：可　前屈姿勢　小幅歩行
特記：突然，幻視等を訴え，会話が中断されることがある
今後の生活の希望：本人：自宅で過ごしたいと思っている様子
　　　　　　　　　妻：本人の気持ちに沿いたい

家族構成図

```
  71 ─── 68
      │
   ┌──┴──┐
   43    38
```

本人・ご家族の歯科衛生士への要望

本人：口がカラカラで喉が渇く感じがする．
妻　：義歯の裏側に食べ物が多く付着する．口臭が気になる．どのように磨くのがよいか．

口腔健康アセスメント　　 課題のリストアップ

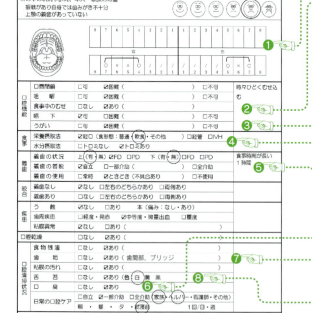

❶ 上下前歯部に歯列不正があり，下顎両側臼歯部にブリッジが認められる．

❷ 口唇閉鎖や咀嚼は困難で，食事中にむせがあり時々ひどくむせ込む．

❸ 口腔機能の低下がみられ，舌の動きが不良である．特に舌の挙上がしにくいため食物の送り込みや嚥下が困難である．

❹ 食事は経口であるが，介助が必要である．食形態は粥食，軟菜食である．水分はとろみをつけている．

❺ 上顎は部分床義歯を装着しているが不適合である．

❻ 口腔乾燥，口臭が認められる．

❼ 歯間部，ブリッジ部分にプラークの付着が認められる．

❽ 舌背には全面に白色の舌苔付着を認める．

❾ 就寝前に一部介助で介助者磨きをしている．

48

初回訪問

S　「口が渇きます」

O　口唇・口腔内の乾燥が認められる．開口（2横指）は可能であるが保持することは困難である．歯垢が認められ，特に下顎前歯部，左右臼歯部のブリッジ周囲に多い．このため同部の歯肉炎症が高度で口臭も強い．上顎義歯は不適合である．

A　口腔乾燥を緩和するため，歯磨き後の保湿が必要である．うがい時には必ずむせており，誤嚥のリスクは高い．食事はペースが早いとむせやすく，食事内容によっても，むせやすいものがある．

P　食前に唾液腺・口腔周囲マッサージを試みる．食事ペースは，嚥下したことを確認し，次の一口を入れる．食事はあんかけ等でまとめるようにしていく．口腔ケア用具は使いやすいもの（やわらかい歯ブラシ，粘膜ブラシ）に変更し，痛みがなく歯磨きが行えるような介助者のケア方法を提案する．うがいをさせず清拭をする．口腔清掃後に保湿剤を使用する．訪問診療で義歯調整を行っていく予定である．

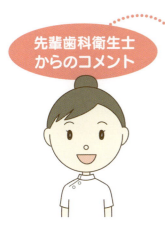

- レビー小体型認知症の症状として，①注意力や意識がはっきりしている/していないといった認知機能におけるアップダウンが激しい，②具体的で詳細な幻視がある，③パーキンソン病のような症状が現れる，というものがあります．

- この方の場合，体のバランスが取りにくい，筋肉のこわばりがあり動作が遅くなるなど，いわゆる"パーキンソニズム"が出ています．誤嚥性肺炎の既往がありますので，再発リスクを下げるために口腔清掃が必要です．また，誤嚥しにくいような食形態の検討も必要ですね．全身的には起立性低血圧にも注意しましょう．

 ## 口腔健康管理計画作成のための考え方

①誤嚥性肺炎の既往がある．食事中にむせがありいつも痰が絡んだような音がする．
②口腔乾燥があり，本人も「喉が渇く感じ」を訴えている．
③口唇閉鎖が難しく，上顎義歯が合っていないため咀嚼が困難である．
④口腔清掃は家族や介護者が一部介助で行っているが，開口保持が困難でケアが難しい．

歯科衛生士が行う口腔健康管理計画（口腔ケアプラン）

長期目標：誤嚥性肺炎を予防し快適な口腔で過ごす			
短期目標	ケア内容		期待される効果
口腔衛生管理 口腔内を清潔に保つ	口腔内の状態を説明／口腔清掃・義歯清掃／口腔周囲のマッサージ／口腔周囲の運動，特に舌の運動／呼吸・声の訓練／嚥下反射の促進		口腔内を快適な状態に保つ／誤嚥性肺炎リスク低下／口腔乾燥緩和
口腔機能管理 安全に美味しく食べる	食形態の確認／口腔内・口腔周囲マッサージ／開口訓練／嚥下反射を促す		口腔周囲を動きやすくする／嚥下しやすくする／むせの減少／開口しやすくする
必要物品：	■ 歯ブラシ　■ 歯間ブラシ　■ 粘膜ブラシ　■ 義歯ブラシ　■ 保湿剤 ■ 口腔機能訓練に必要な媒体　■ 介護者が行う口腔ケアのメニュー表		
注意点：	■ 誤嚥リスクは高い　■ 窒息リスクは高い ■ 食事姿勢・一口量・介助の方法を統一していく（デイサービス，ショートステイにおいても） ■ 起立性低血圧にも注意する		

本人・家族・他の職種への指導内容

	短期目標	内容
本人	口腔内を清潔に保つ	うがいは，むせやすいので顎を引く姿勢で，ゆっくり行いましょう．
	安全においしく食べる	一口量を少なめにしましょう．
家族	口腔内を清潔に保つ	毎食後のケア方法は，歯科衛生士が説明をします．日中はサービスも利用しながら行ってください．
	安全においしく食べる	口腔機能の維持をするために，毎日1回は口腔周辺のマッサージを行ってください．

経過・記録

2週間後

S　「口の中の乾燥は少し良くなりました」

O　保湿剤の使用により口唇・口腔内ともに乾燥は緩和されている．開口は2横指程度で，歯磨きを行う間10秒ほど保つことができる．歯垢はみられるが，歯肉炎症は軽度である．弱い口臭が認められる．上顎義歯の適合は良好で，食物残渣の付着は少量である．食事中のむせは時々あるが，ひどくむせることはない．途中から体幹の傾斜がみられる．

A　口腔乾燥がまだ認められるが，継続して保湿剤の使用が勧められる．痛みのない口腔ケアでは，短時間であるが開口が保持されている様子である．

P　口腔ケア後に保湿剤を使用し，口腔周囲マッサージを継続する．歯ブラシの当て方，適切なブラシ圧を具体的に指導していく．食形態は現状を維持し，ペース，一口量に注意するように指導する．体幹傾斜がみられたら終了し，摂取カロリーの不足は間食で補うように考えていく．

> **まとめ**　口腔乾燥があり，本人もつらいと感じていましたが，歯科衛生士の介入によって改善しているようで良かったです．また，家族からは口臭の問題なども相談がありましたが，保湿や口腔清掃で改善していくことを期待したいです．進行性の病気ですから，現状に合わせてプランを見直していくことが必要となりますが，上手に食べることを支えていけたら良いですね．

Case 4 神経難病（パーキンソン病）：PD

事前情報（バックグラウンド）

依頼者：ケアマネジャー
依頼内容：ケアマネジャーから「デイサービススタッフからよだれが多くむせがある，入れ歯が合わないようだ」との連絡あり
障害高齢者生活自立度：A1　　認知症高齢者生活自立度：Ⅰ（自立）
認定情報：要介護3
既往・現病歴：パーキンソン病

家族構成図

服薬：レキップ®，マグミット®
食事：経口摂取（一口大）
会話：可（早口で声が小さく聞き取りにくさあり）
歩行：可（介助が必要，日常では車椅子使用）
特記：力が抜けていると流涎あり
今後の生活の希望：本人：できるだけ自宅で過ごしたいが周りに迷惑をかけたくない
　　　　　　　　　夫：サービスを利用しながら自宅で介護したい

本人・ご家族の歯科衛生士への要望

本人：食事していると入れ歯が外れてしまう．食べ物をよくこぼすし，よだれが垂れるのが気になる．
夫：むせることも多いので，きれいにしてあげたい．

口腔健康アセスメント

課題のリストアップ

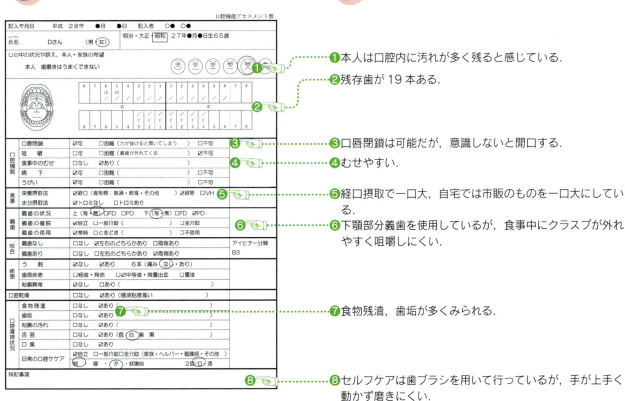

❶本人は口腔内に汚れが多く残ると感じている．
❷残存歯が19本ある．
❸口唇閉鎖は可能だが，意識しないと開口する．
❹むせやすい．
❺経口摂取で一口大，自宅では市販のものを一口大にしている．
❻下顎部分義歯を使用しているが，食事中にクラスプが外れやすく咀嚼しにくい．
❼食物残渣，歯垢が多くみられる．
❽セルフケアは歯ブラシを用いて行っているが，手が上手く動かず磨きにくい．

初回訪問

S 「食事中に入れ歯が外れてくるので食べにくい．食べ物がこぼれるし，よだれで汚れます」

O 舌の可動域は保たれているが動きは不良である．意識しないと口唇が開いてしまい唾液が流れることがある．食物残渣や歯垢が多い．食事中むせることが増えている．

A 食物残渣の残留や歯垢の付着が多いため，清掃方法の検討や介助磨きが必要である．口腔周囲の筋力低下がみられる．どのようなタイミングでむせているのかを検討し，食事内容や摂取量を確認する．

P 歯科医師に義歯調整を依頼し，う蝕治療についても相談していく．セルフケアは電動歯ブラシの使用を試みる．食事形態や食べ方，食事量について調整を行う．デイサービススタッフから食事の様子を聞き取り，ケアマネジャーと相談する．可能であれば，デイサービスにおける口腔体操，会話，歌を歌うことで，口腔周囲筋を積極的に動かすことによりエクササイズを増やしてもらうことも検討する．

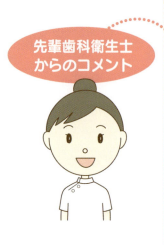

先輩歯科衛生士からのコメント

・パーキンソン病は進行性の神経変性疾患です．脳の中脳の黒質に変性が起こりドーパミンを神経伝達物質とする神経細胞が減少し，運動の調整が上手くできない状態となっています．このため姿勢の保持，運動の速度調整が困難になるなど，特有の症状が現れます．振戦，筋固縮，無動，姿勢反射障害という4つの症状が特徴です．姿勢保持が困難であることや起立性低血圧等にも注意が必要です．

・食事でむせやすいようですが，さらに詳しくアセスメントする必要があるかもしれません．咀嚼困難による食べにくさも関係していそうです．義歯の調整は必須ですが，体幹の保持や食べやすい食形態，使いやすい食器など工夫も必要です．

・流涎があるので気になりますね．口腔周囲の運動がデイサービスやご自宅で毎日行えるよう，アドバイスしていきましょう．

 ## 口腔健康管理計画作成のための考え方

①義歯の調整などにより咀嚼能力を引き上げ，そのうえで摂取可能な食事の形態を考える．
②口腔周囲の筋力低下に対して，運動やマッサージ，会話等で積極的に動かすことを意識してもらう．
③電動歯ブラシによるセルフケアを試み，汚れの残る部分を評価し，どのように少なくしていくかを考える．

歯科衛生士が行う口腔健康管理計画（口腔ケアプラン）

長期目標：誤嚥性肺炎を予防し快適な口腔で過ごす

短期目標	ケア内容	期待される効果
口腔内を清潔に保つ	口腔内を清潔にする必要に関する説明／口腔周囲筋のマッサージ／舌の訓練／呼吸・声の訓練／嚥下反射の促進	口腔内の保清／誤嚥性肺炎リスクの低下／口腔内の清掃状態を良好にすることにより快適な生活を送る
口腔機能の維持	口腔内・口腔周囲マッサージ／開口練習／嚥下反射の促進／食事内容調整・食べ方・食具の工夫	口腔周囲を動きやすくする／嚥下しやすくする

必要物品：■ 歯ブラシ　■ 歯間ブラシ　■ 食事調整のための材料等
　　　　　■ 口腔機能訓練に必要な媒体　■ 食事についての資料

注意点：■ 誤嚥リスクが高い
　　　　■ 食事の硬さや形態が合っているか歯科医師，施設スタッフ等と相談する
　　　　■ 疾患の進行により口腔機能が変化することを前提に対応を考える

本人・家族・他の職種への指導内容

	短期目標	内容
本人	できるところをセルフケアする	電動歯ブラシを使って歯磨きとうがいをしましょう．
家族	口腔周囲筋を動かす	食前に口腔体操をするように声かけをしてください． 会話をする機会を増やすよう心がけてください．
	美味しく食事ができる	食べやすい食形態になるよう調理をお願いします（内容についても提案していきます）．
デイサービススタッフ	口腔機能の維持	食前の口腔体操を行ってください． 食事の観察を行ってください． 食後の口腔ケア時の声かけを行ってください．

経過・記録

4週間後

S　「入れ歯が外れにくくなって食べやすくなりました．軟らかめの物なら噛んで食べられます．ときどきはむせるけど前よりはいいかな．自分で口を閉じるように意識して，前よりはよだれが垂れなくなったと思います」

O　下顎義歯は問題無く使用できている．舌の可動域は保たれているが動きの緩慢さは残っている．食後は食物残渣が多くみられるが，洗口でほぼ無くなる．電動歯ブラシによるセルフケアによりプラーク付着量は減少したが，歯間部・歯頸部には少量残っている．食事は義歯を調整し，軟らかく食べやすい大きさ（一口大）にしたことで，時間の短縮となっている（30分程度）．以前より減ったが，現在でも食事中，ときどきむせることがある．体重は変わらない．流涎は眠い時等にあるが，活動中はほとんどない．

A　セルフケアは電動歯ブラシを使用したことで改善している．しかし歯間部，歯頸部の汚れは残っており，何らかの対応が必要である．夫は介助磨きを行う余裕が無い様子である．食事のむせは減少したが，現在でも時々認められる．流涎は減少しているが，いまでも時々認められる．

P　本人のできることを尊重し，適切な方法を考えてセルフケアを継続していく．口腔内の清掃状態は改善しているため，現時点では夫への介護負担を増やすことは避け，歯科衛生士によるケアを持続しながらで経過を観察する．流涎を意識しながら，口腔周囲のマッサージにより周囲筋の可動性を高めるようにしていく．

まとめ パーキンソン病は徐々に進行する中枢神経変性疾患で，特定疾患です．進行に伴い，歯磨きや食べることも難しくなっていくため，どのように口腔清掃を継続し，口腔機能を維持していくかという大きな課題があります．そのため，介護者によるケアの継続が必要になります．長い経過をたどり，認知機能の低下，嚥下機能低下も加わって誤嚥性肺炎のリスクが高くなります．口腔ケアを上手に生活の中に取り入れていくことや，介護サービスを利用する等で介護者の負担が重くなりすぎないようなケアの方法を考えていくようにしましょう．

Case 5 神経難病（脊髄小脳変性症）：SCD

事前情報（バックグラウンド）

依頼者：訪問看護師
依頼内容：ケアマネジャーから「むせが多いので心配，口腔内，食事内容をみてほしい」との連絡
障害高齢者生活自立度：B2　　認知症高齢者生活自立度：自立
認定情報：要介護4
既往・現病歴：脊髄小脳変性症

服薬：ムコダイン錠®，セレジスト錠®
食事：経口摂取（一口大）
会話：可　声が出ないが口の動きでコミュニケーションは取れる，文字ボードも使用
歩行：不可　車椅子
特記：経口摂取しているがむせることが多く食事量が減ってきている．ご主人が調理できないため市販の弁当，冷凍食品等を一口大にして食べている
今後の生活の希望：本人：できるだけ自宅で過ごしたいと思っている
　　　　　　　　　夫　：できるだけ本人の意向に沿っていきたい

家族構成図：77（夫）─75（本人）／51（子）

本人・ご家族の歯科衛生士への要望

本人：上手く磨けない．
夫：食事がなかなか飲み込めなくて時間がかかる．よくむせている．

口腔健康アセスメント

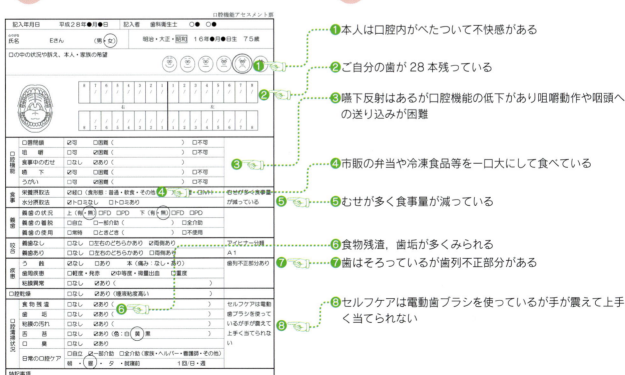

課題のリストアップ

1. 本人は口腔内がべたついて不快感がある
2. ご自分の歯が28本残っている
3. 嚥下反射はあるが口腔機能の低下があり咀嚼動作や咽頭への送り込みが困難
4. 市販の弁当や冷凍食品等を一口大にして食べている
5. むせが多く食事量が減っている
6. 食物残渣，歯垢が多くみられる
7. 歯はそろっているが歯列不正部分がある
8. セルフケアは電動歯ブラシを使っているが手が震えて上手く当てられない

初回訪問

- **S** 「痛いところはないです．手が震えるので電動歯ブラシでも歯磨きが上手くできません」
- **O** 開口は1.5横指，舌の動き不良，口の動きが低下している．歯ブラシが上手く当てられないので口腔内に食物残渣，歯垢が多い．嚥下はできるが，タイミングが合わないとむせる．体重はここ1か月で0.5kg減．BMIは23．
- **A** セルフケアでは介助による清掃が必要．口の動きも不良であり誤嚥しやすい．食事の形態調整，食事内容，摂取カロリーの適正をみる必要あり．
- **P** セルフケアを継続し，家族にも介助してもらう．口腔内マッサージや運動で動きを促していく．食事形態や食べ方，食事量について継続してみていく．ケアマネジャー，医師や看護師との連絡を密に行う．

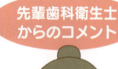
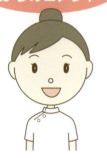

- 脊髄小脳変性症は運動機能のバランスの失調が主な症状です．この方も手が震える，歯ブラシが上手く当てられない，タイミングが合わないとむせるなど多くの症状があります．自律神経にも影響が出ることがありますので，姿勢や排尿など口腔以外のことにも配慮が必要です．

- 食べることに時間がかかっているようです．体幹の保持，食べやすい食形態，使いやすい食器など観察と工夫が必要です．理学療法士や作業療法士との連携が取れると良いですね．

- 食事時間が長すぎると，本人も介助者の疲れてしまいます．1回の食事時間は30分以内と決めて回数を増やす，少量で必要な栄養を摂れる栄養補助食品を加えるなどの工夫も考えましょう．

 ## 口腔健康管理計画作成のための考え方

①嚥下反射の低下，口腔機能の低下がみられ咀嚼動作，咽頭への送り込みが困難．
②経口摂取（一口大）だがむせることが多く食事量が減ってきている．
③歯は28本残っているが電動歯ブラシでのセルフケアも困難であり介助が必要．

歯科衛生士が行う口腔健康管理計画（口腔ケアプラン）

長期目標：誤嚥性肺炎を予防し快適な口腔で過ごす

短期目標	ケア内容	期待される効果
口腔内を清潔に保つ	口腔内を清潔にする必要についての説明／口腔周囲筋のマッサージ／舌の訓練／呼吸・声の訓練／嚥下反射を促す	口腔内の保清／痰の絡みの減少／誤嚥性肺炎リスクの低下／口腔内の清掃状態を良好にすることで快適に保つ
口腔機能の維持	口腔内・口腔周囲マッサージ／開口練習／嚥下反射を促す／食事内容調整・食べ方・食具の工夫	口腔周囲を動きやすくする／嚥下しやすくする
必要物品：	■歯ブラシ　■歯間ブラシ　■食事調整のための材料等　■口腔機能訓練に必要な媒体　■介護者が行う口腔ケアのメニュー表　■食事についての資料	
注意点：	■誤嚥リスクは高い　■必要な栄養確保ができているか医師，看護師らと連携　■口腔機能に関して疾患進行により変化が生じることを念頭に常に状態把握しておく	

本人・家族・他の職種への指導内容

	短期目標	内容
本人	できるところをセルフケアする	電動歯ブラシを使って当てられる部分の歯磨きをしてください．
家族	口腔内を清潔に保つ	食後は口腔清掃をお願いします（歯ブラシ・歯間ブラシによる清掃，清拭）
	食事が美味しくとれる	食事形態を工夫することや，内容の提案をしていきます．
訪問看護師	口腔機能の維持	口腔清掃，口腔周囲のマッサージをお願いします

経過・記録

4週間後

- **S** 「歯磨きを手伝ってもらうようになって，前よりスッキリします．主人は歯磨きが下手なの．食事のことは，上手に飲み込めなくなって先生から胃瘻の説明を聞いてどうしようか考えています」
- **O** 開口1.5横指，舌の動き不良（左右前とも歯を越えて動かず），食後は食物残渣が多くみられるが，介助者などの口腔ケアにより残渣はない．歯間部・歯頸部に歯垢・食物付着あり．食事はレトルトの介護食（嚥下ピラミッドコード2）とお粥等を，1時間近くかけ半分量ほど食べている．食事中数回むせる．体重はここ1か月0.5kg減．（2か月で1kg減）
- **A** セルフケアは電動歯ブラシを使用しているがほとんど除去できない．介助者による仕上げ磨きの継続が必要．家族（夫）による歯磨きでは不快感があり，歯ブラシの当て方や力加減に注意が必要．食事は十分な量が摂れていない．食事中のむせがやや増えている．
- **P** 本人の「自分でできることをしたい」気持ちを大切に，可能なところはセルフケアを継続していく．再度，介助者に対する口腔ケアの指導を行う．ケアの不十分な部分については，引き続き訪問看護師，歯科衛生士のケアで補う．食事量の減少，むせの増加から栄養確保の方法を考えるにあたり，気持ちの変化や相談内容など医師と話す内容を確認する．
今後の方針について決定後，口腔ケアプランも併せて再検討する．

まとめ 脊髄小脳変性症は運動失調が徐々に進行する,特定疾患に指定されているものです.口腔に関しては歯磨きも食べることも難しくなっていく中,どのように維持していくかという大きな課題があります.本人の認知や理解はあるので,良いコミュニケーションを取り,上手に励ましながら進めていく必要がありますね.

Case 6 神経難病（多系統萎縮症）：MSA

事前情報（バックグラウンド）

依頼者：	訪問看護師
依頼内容：	妻から「痰が多く口の清掃がうまくできない」と訪問看護師に相談あり，訪問看護師から「誤嚥性肺炎既往もありケア方法を伝えてほしい」との連絡
障害高齢者生活自立度：	C2　　認知症高齢者生活自立度：自立
認定情報：	要介護5
既往・現病歴：	多系統萎縮症
服薬：	塩化ナトリウム，ムコダイン®，セレジスト®
食事：	経管栄養（胃瘻）
会話：	不可　コミュニケーションは瞬き，首の動き，パソコン（伝の心®）
歩行：	不可
特記：	3か月前から経管栄養（胃瘻）　気管切開しカニューレ装着　24時間吸引
今後の生活の希望：	本人：できるだけ自宅で過ごしたいと思っている 妻：できるだけ本人の意向に沿っていきたい

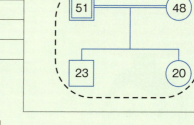
家族構成図

本人・ご家族の歯科衛生士への要望

本人：口の中はすっきりしない．

妻：口の中にドロドロした痰が多く，上手く取れない．歯ブラシはしているが，これでよいのか，効率的な方法を知りたい．

口腔健康アセスメント

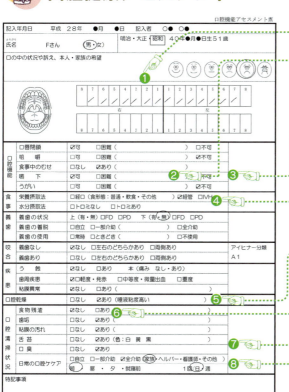

課題のリストアップ

❶ 28全歯がそろっており歯科処置は終了している．

❷ 嚥下反射はみられるが，反射は低下しており，口腔機能の低下も認められる．舌の動きは著しく低下しており，咽頭への送り込みは困難である．

❸ 誤嚥性肺炎の既往がある

❹ 経管栄養であるが，医師からは，お楽しみ程度の経口摂取（ペースト状）が許可されている．本人も口から嗜好品を味わいたい，と希望しているが，実施できていない．

❺ 本人は口腔の不快感（べたつき等）を訴えている．口腔内には粘性の唾液と痰が認められる．

❻ 開口は不十分で，歯列不正が認められ清掃は困難である．歯間部には歯垢が認められる．

❼ 日常の口腔清掃は家族の一部介助で，夕方1回行っている

❽ 口腔清掃は全介助であるが，開口が困難なため介助者による清掃が困難である

初回訪問

- S 「痛いところはないです．ベタベタする感じはいつもあります」
- O 開口は1.5横指，全体に粘性唾液が絡む，軟口蓋から咽頭部へ粘性痰の貯留あり．
- A セルフケアは不可であり，介助者による毎日のケアが必要．
- P 介助者による口腔清掃．口腔内・口腔周囲のマッサージや開口訓練で動きを保つ．味わうことについては嚥下機能を観察しながら，医師，歯科医師と相談していく．

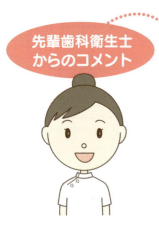

先輩歯科衛生士からのコメント

・多系統萎縮症は進行性の疾患でパーキンソン病に似て，表情に乏しく，筋肉がかたくこわばり，動作が遅く，緩慢になります．また，話しにくくなり，起立・歩行も不安定となり，転びやすくなります．

・この事例の方は多系統萎縮症ですが，医師からは経口摂取の許可もあり，味わう楽しみと誤嚥のリスクをアセスメントしながら口腔ケアを継続して欲しいですね．

・家族の「効率的な口腔清掃方法を知りたい」という依頼で介入しています．開口困難，歯は28本，口腔清掃は全介助ですから毎日の清掃を継続していくことの大変さを配慮することは大切ですね．

 ## 口腔健康管理計画作成のための考え方

①誤嚥性肺炎の既往があり口腔機能が低下している
②開口が不十分で歯列不正があり清掃が困難である
③医師からお楽しみ程度の経口摂取が許可されており，本人も味わいたいという希望がある

 ## 歯科衛生士が行う口腔健康管理計画（口腔ケアプラン）

長期目標：誤嚥性肺炎を予防し快適な口腔で過ごす		
短期目標	ケア内容	期待される効果
口腔内を清潔に保つ	口腔内を清潔にする必要についての説明／口腔周囲筋のマッサージ／舌の訓練／呼吸・声の訓練／嚥下反射を促す	痰の絡みの減少／誤嚥性肺炎リスクの低下／口腔内の清掃状態を良好にすることで快適に保つ
お楽しみの経口摂取が行える	口腔内・口腔周囲マッサージ／開口練習／嚥下反射を促す	口腔周囲を動きやすくする／嚥下しやすくする／味わうことの楽しみ
必要物品： ■歯ブラシ　■歯間ブラシ　■粘膜ブラシ　■口腔機能訓練に必要な媒体		
注意点： ■誤嚥リスクは高い　■口腔機能に関して疾患の進行により変化が生じることを念頭に常に状態把握しておく		

本人・家族・他の職種への指導内容

	短期目標	内容
家族	口腔内を清潔に保つ	歯ブラシ・歯間ブラシによる清掃，拭き取りを行ってください
	経口摂取が行える	1日1回以上口腔内・口腔周囲のマッサージを行ってください
訪問看護師	口腔内を清潔に保つ	歯ブラシ・歯間ブラシによる清掃，拭き取りを行ってください
	経口摂取が行える	1日1回以上口腔内・口腔周囲のマッサージを行ってください

 ## 経過・記録

[2週間後]

S 「ベタベタする感じは減りました．何か味わいたいです」

O 自力での開口は変わらず1.5横指．歯面の清掃状態は非常に良い．粘調性唾液絡む，軟口蓋から咽頭部にかけてやや粘性の痰貯留あり．嚥下反射の惹起しにくさあり，RSST1回，体調は落ち着いている．

A 歯の清掃状態は良好であるが，口腔機能の低下，嚥下反射の低下から，常に唾液が停留している状態であり，唾液の吸引，粘膜面の清掃が必要である．唾液の嚥下は可能であり，キャンディ等を味わうことはできる．

P 家族に現在の口腔ケアを継続してもらい，吸引回数を増やし，ガーゼによる拭き取りを行ってもらう．意図的に舌・頬を動かすように口腔内のマッサージを行う．マッサージが可能になるように，その方法を覚えてもらう．しかし，舌の動きも低下しているため，今後は一段と困難になると予測される．誤嚥性肺炎リスクを考慮しつつ，お楽しみ程度の経口摂取が可能かどうかについて，具体的な方法を提示したうえで，医師・歯科医師に相談する．パソコンによる意思の伝達は細かい部分が伝えられないために，もどかしい様子も見受けられるため，目や首の細かい動きを見て伝えたいことを推測し，補っていく．

 多系統萎縮症はADL障害の進行が早い疾患だと考えられていますので，口腔ケアも先を予想しながらモニタリングしていく必要があります．経過をみると本人は「何か味わいたい」という気持ちになっていますし，家族は頑張って口腔清掃をしているようですから，歯科衛生士の指導や励ましがうまく伝わっているのだとわかります．

Case 7 神経難病（先天性筋萎縮症：福山型先天性筋ジストロフィー）

事前情報（バックグラウンド）

依頼者：家族（患者の母親）	
依頼内容：疾患の進行に伴い，運動機能が低下し，摂食困難，発語困難が認められる．口唇閉鎖が難しくなったことで口腔乾燥がある．できるだけ機能低下を抑制し，食べることの楽しみ，意思の疎通を維持したい．しかし思春期であるためか，母親による歯磨きを嫌がることも少なくない．	
既往・現病歴：福山型先天性筋ジストロフィー 服薬：ムコソルバン®，セルベックス®，ガスター®，ダイアップ® 食事：経管栄養（胃ろう），経口摂取（お楽しみ程度） 会話：可能（単語二語程度） 歩行：不可 特記：歌が好きで意思表示は可能 今後の生活の希望：学校に行き，社会資源も利用しながら本人が希望するような時間を過ごす．学校の行事や家でのイベントなどできるだけ楽しい時間を作り，お楽しみ程度ではあっても食事の味を楽しんでいきたい．	

家族構成図

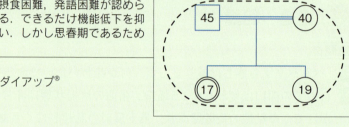

本人・ご家族の歯科衛生士への要望

　むし歯・歯周病などを予防し，きれいな口腔内を維持したい．口腔機能をできるだけ低下させず，話すこと，食べることを少しでも長く維持したい．歯科通院が難しくなってきたため，訪問による定期検診とクリーニング，フッ素塗布を希望する．

口腔健康アセスメント

課題のリストアップ

❶永久歯列は完成しているが，前歯部開咬が認められる．

❷口唇閉鎖が弱く，口唇・舌の動きが低下し，発語も不明瞭である．

❸唾液の嚥下でむせるようになり，持続吸引をしている．

❹経口摂取から胃瘻となったが，お楽しみ程度に経口摂取も行っている．

❺う蝕はないが上顎前歯部歯肉に発赤が認められる．

❻口唇・舌尖に乾燥があり，保湿剤を適宜使用している．

❼舌苔が付着している．

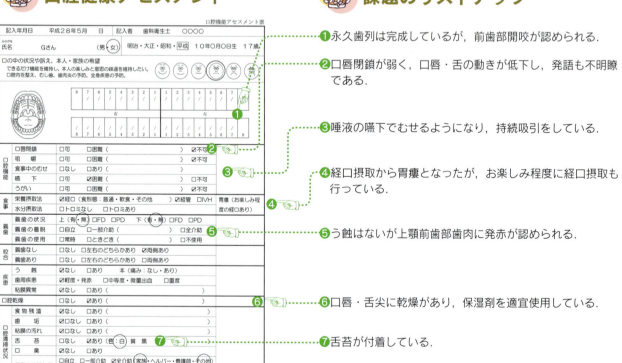

初回訪問

S 母：「その時の気持ちで，本人が歯磨きを嫌がることがある」

O 意思疎通が難しいこともあり，機嫌が悪いことがある．口唇・舌に乾燥があり，機能低下が認められる．（舌の機能低下などにより会話が不明瞭で，味見もうまくできない．このためか，イライラしていることが多い）

A セルフケアは不可能であり，母親による口腔ケアが必要である．しかし，気分にむらがある．口唇閉鎖は弱く，開咬のために歯肉発赤が認められる．

P 本人の気持ちを考慮し，好きなこと（アイドルについてのおしゃべりなど）から始め，口腔健康管理を進めていく．

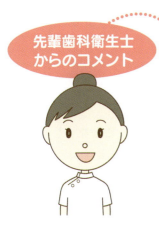

先輩歯科衛生士からのコメント

- 福山型先天性筋ジストロフィーとは先天的に筋力低下が認められる先天性筋ジストロジーの1つで指定難病です．徐々に進行する筋症状に加え，脳の形成障害を伴います．筋力低下が進行するとともに，呼吸障害や心機能障害，摂食嚥下障害が認められるようになります．

- この事例も経口摂取が徐々に難しくなり，口腔機能の維持が困難でした．思春期ということもあり，心の動きも考慮しながら対応することが求められます．

- 学校では先生が口腔清掃をしてくれているようなので，協力をお願いすることもできますね．

口腔健康管理計画作成のための考え方

①疾患の進行に伴い，筋力が低下し，摂食困難，発語困難が認められるようになる．
②口唇閉鎖が難しくなったことで口腔乾燥，歯肉の炎症を伴っている．
③思春期で母親の歯磨きや間接訓練を嫌がることがある．

歯科衛生士が行う口腔健康管理計画（口腔ケアプラン）

長期目標：疾患の進行を考慮しながら，口腔の清潔と機能の維持につとめる			
短期目標	ケア内容	期待される効果	
口腔機能を維持する（話す・食べる）	口腔ケア時もしくは入浴後などに間接訓練（舌訓練・口唇周囲筋マッサージ・ガムラビングなど）/歌を歌う，話す	筋肉の拘縮を予防し，筋力を維持する/口腔乾燥を防ぐ/意思疎通を維持する	
口腔を清潔に保つ	フッ化物配合歯磨剤を使用する/歯ブラシやスポンジブラシで口腔内を刺激する/保湿剤を使用し，乾燥を防ぐ	むし歯を予防する/歯肉炎を予防する/感染症を予防する	

必要物品： ■歯ブラシ　■拭き取り用口腔ガーゼ　■スポンジブラシ　■コップ　■フッ素ジェル
　　　　　　■保湿剤（ジェルタイプ・スプレータイプ）　■リップクリーム

注意点：
- 疾患の進行とともに疲れやすくなるため体調をみながら行う
- 本人にも家族にも過度な期待をさせず，ストレスや負担がないように心がける
- 唾液の誤嚥・むせがないように姿勢にも留意する
- 思春期であることを考慮し，気持ちの変化も受け入れていく

本人・家族・他の職種への指導内容

	短期目標	内容
家族	機能を維持する	お口の機能を低下させないために舌訓練・口唇周囲筋マッサージ・ガムラビングなどを行っていきましょう．その内容や，どの程度行えばいいかについては，様子をみながらお伝えしていきます．歌をうたう，話すといったことも，楽しみながら口腔機能を維持する方法です．
	口腔を清潔に保つ	歯磨きを嫌がることもあると思いますが，体調や気分を考慮しながら，歯ブラシ・フッ化物を使っていきましょう．保湿剤を使うことで乾燥が軽減され，歯肉炎が改善することが予測されます．
学校の先生	口腔を清潔に保つ	歯ブラシ・フッ化物を使っての口腔清掃，保湿剤の塗布にご協力ください．
		病気の進行に伴い，お口の機能が低下し，口の乾燥と歯肉炎が発症します．学校でも歯磨きをしてくださっていると聞きましたので，口腔清掃方法についての手順や道具の使い方についての資料を作りました．参考にしていただければ幸いです．不明な点があれば，歯科衛生士にお問い合わせください．

経過・記録

2週間後

母：「歯磨きと間接訓練はその時の気分により嫌がることがある．保湿ケアは嫌がることなくしっかりできています」

S 舌の乾燥はある程度改善している．口腔内も汚れは少ない．機嫌は良く，返事も早い．ケアに対する家族のストレスは少ない様子である．

O プラークコントロールはある程度改善している．口唇と舌の動きは若干良くなっているようだが，前歯部歯肉の発赤は変化が認められない．

A 改善していることをきちんと伝え，できる範囲で口腔ケアを継続してもらう．

P 間接訓練は，音楽を聞きながら，あるいは歌をうたいながらなど，楽しい雰囲気で行う．発語を促すためにカラオケやおしゃべりなどの時間を取る．様子をみながら，必要に応じて保湿スプレーの使用回数を増減する．

 担当の歯科衛生士は，頑張って楽しい雰囲気を作り出すように心がけているようです．コミュニケーションが取りにくい方の思いをくみ取るのは，なかなか難しいと思いますが，『口腔ケアに来てくれるのが楽しみ』，また『行くのが楽しみ』となって欲しいですね．

Case 8 神経難病（多発性硬化症）

事前情報（バックグラウンド）

依頼者：訪問看護師
依頼内容：訪問看護師から「口臭が強いので口腔内に問題が無いかみてほしい」との連絡
障害高齢者生活自立度：C2　　認知症高齢者生活自立度：自立
認定情報：要介護5
既往・現病歴：多発性硬化症，神経因性膀胱
服薬：レシカルボン®
食事：経口摂取　普通食
会話：可
歩行：不可　車いす使用
特記：父母が高齢となり体力的に介護が大変になっている
今後の生活の希望：本人：できるだけ自宅で過ごしたいと思っている
母　：デイサービス，ショートステイを利用して，できるだけ自宅でみていきたい

家族構成図

70 — 69
　　45

本人・ご家族の歯科衛生士への要望

本人：口の中は特に問題ない，自分では磨けない．

母　：夜，歯磨きをしているが歯ブラシで簡単に磨くくらい．口臭があるけれど，何が原因かわからない．もっと歯磨きをしたほうがよいのだろうか．

口腔健康アセスメント

課題のリストアップ

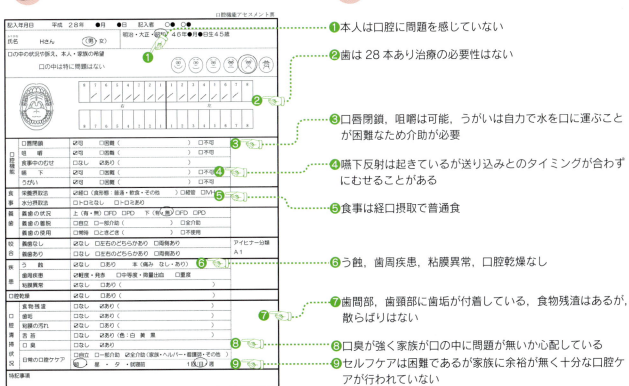

❶ 本人は口腔に問題を感じていない

❷ 歯は28本あり治療の必要性はない

❸ 口唇閉鎖，咀嚼は可能，うがいは自力で水を口に運ぶことが困難なため介助が必要

❹ 嚥下反射は起きているが送り込みとのタイミングが合わずにむせることがある

❺ 食事は経口摂取で普通食

❻ う蝕，歯周疾患，粘膜異常，口腔乾燥なし

❼ 歯間部，歯頸部に歯垢が付着している，食物残渣はあるが，散らばりはない

❽ 口臭が強く家族が口の中に問題が無いか心配している

❾ セルフケアは困難であるが家族に余裕が無く十分な口腔ケアが行われていない

65

初回訪問

- **S** 「口の中は特に気になるところはないけど…」
- **O** 口腔周囲筋の可動域は十分であるが，動きは緩慢である．歯垢，舌の汚れが認められる．口臭はやや強い．
- **A** セルフケアは不可能であり，介助者による毎日の口腔ケアが必要な状態である．
- **P** 口腔清掃により口臭減少を図る．家族と訪問看護師に，口腔ケアを依頼する．介助者に日常の口腔ケアの必要性と適切な方法を伝える．むせや窒息に注意し，嚥下のタイミングに合わせた食事介助の方法を家族に伝える．

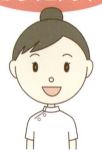

先輩歯科衛生士からのコメント

- 多発性硬化症という疾患は，神経線維をおおっている髄鞘とよばれる膜構造のリン脂質層が障害され，体のすみずみまで張り巡らされている神経が変性していく，原因不明の指定難病です．口腔周囲では，嚥下機能が低下して，むせやすくなる，顔の筋肉の動きが悪くなる，声が出にくくなる，などの症状が出現します．

- 家族が気にしているのは「口臭」です．しかし，今後の疾患の進行を考えると，摂食嚥下機能の低下から起こる窒息や誤嚥性肺炎の危険性を考えておく必要があります．現在はむせる程度ですので，口腔機能を維持し，安全に食事をするためのプランが必要です．

- この事例の方は45歳ですが父母が高齢となり体力的に介護が大変になっているという問題があります．デイサービス・ショートステイを利用して，できるだけ自宅でみていきたいという希望がありますから，多職種で連携して支えていく必要があります．

口腔健康管理計画作成のための考え方

①多発性硬化症という進行性疾患で現在は障がい者自立度がC2である．
②食事は経口摂取でタイミングが合わずにむせることがある．
③日常の口腔清掃は全介助で，家族だけでは十分な口腔清掃が行えていない．

歯科衛生士が行う口腔健康管理計画（口腔ケアプラン）

長期目標：誤嚥性肺炎を予防し快適な口腔で過ごす

短期目標	ケア内容	期待される効果
口臭の減少	口腔内を清潔にする必要についての説明する／口腔周囲筋のマッサージ／舌の清掃／舌の訓練／呼吸・声の訓練／嚥下反射を促す	口腔内細菌のバランスの改善／誤嚥性肺炎リスクの低下／口腔内の清掃状態を良好にすることで快適に保つ
安全に食事がとれる	口腔内・口腔周囲マッサージ／開口練習／嚥下反射を促す／嚥下のタイミングに合わせた食事介助の方法を提示する	窒息のリスクを下げる／口腔周囲筋を動きやすくする／嚥下しやすくする／むせの減少／食事を楽しめる

必要物品：■ 歯ブラシ　■ 歯間ブラシ　■ 粘膜ブラシ
　　　　　■ 口腔機能訓練に必要な媒体

注意点：
- 窒息・誤嚥に注意が必要
- 毎日の口腔清掃の継続
- 疾患による症状の進行により，口腔機能にも変化が生じることを念頭に置き，常に全身状態を把握し，清掃方法，食事形態等にも注意してみていく

本人・家族・他の職種への指導内容

	短期目標	内容
本人	安全に食事がとれる	むせを少なくするために，舌が「うわあご」についていることを意識して飲み込みましょう．
家族	口臭の減少	歯科衛生士がポイントを絞った負担の少ない口腔清掃法をお伝えします．毎日実施してください．
他の職種	安全に食事がとれる	ご本人に食事の前に口の体操を勧めています．声かけ，見守りをお願いします．
	口臭の減少	食後は口腔清掃をお願いします．

経過・記録

4週間後

S 「口の中は変わりないけど」「自宅ではほとんどむせなくなったけどデイサービスでときどきむせる」

O 口腔周囲の動きに大きな変化は認めない．歯間部・歯頸部に歯垢があり，舌の汚れは全体に薄く認められる．口臭はやや強い．

A 汚れの残る部分があるため，介助者による口腔清掃の継続が必要である．食事の介助方法を統一できるよう，検討する必要がある．

P 日常の口腔ケアについては，歯間部・歯頸部の清掃方法を指導し，その他の部分については現在の方法を継続してもらう．口腔機能をできるだけ維持するために，口腔周囲筋のマッサージを家族，訪問看護師の日常ケアの中に取り入れてもらう．食事介助については，もう一度，一口量，タイミング等について具体的に検討し，デイサービススタッフに伝える．

8週間後

S 「口の中は気にならないけど」「むせることがほとんどなくなった」．

O 口腔周囲筋の動きに大きな変化は認めない．歯間部・歯頸部には歯垢が残っている．舌の汚れはほとんど認められなくなった．口臭も減少した．

A 歯垢，舌苔の減少により，口臭が減少したものと思われる．介助者磨きによる毎日の口腔清掃が必要である．汚れが残る部分については具体的な清掃方法を示し，どのタイミングで実施してもらえるかを検

討する．食事介助方法の統一により，むせが減少したものと思われる．口腔機能を維持するために，マッサージも含め，口腔周囲筋を積極的に動かすことを継続する必要がある．

P 歯間ブラシを1日1回は使用していただけるようスタッフに使い方を説明し，毎日のケアに組み込んでもらう．食具のスプーンは，現在のひと口量に合っているので，デイサービスと自宅で統一し，現状を維持する．デイサービスで間食前に行う口の体操，夜に自宅で顔を拭きながら行うマッサージを継続してもらう．デイサービス，ならびに自宅での作業の量を，本人が感じる負担の大きさを確認しながら調整していく．

まとめ

口腔ケアプランは，家族が気にしている「口臭」の減少と，「窒息・誤嚥のリスク」を下げるための「安全に食事がとれる」を短期目標とし，家族やデイサービスにも協力してもらう内容となっていました．経過をみると，口臭の軽減，むせの改善があり，口腔ケアの効果が出ているようです．

本人・家族・他の職種の方に口腔ケアをお願いする場合は，「何を，どのように行うか」などを具体的に伝える必要があります．在宅療養者の口腔ケアでは，連携が必要になりますので，あらかじめ情報共有のためのツールを準備しておくと良いと思います．

Case 9 悪性新生物（膵臓がん）

事前情報（バックグラウンド）

依頼者：病院のメディカルソーシャルワーカー（MSW）	家族構成図
依頼内容：入院中の病院のMSWより，がん末期患者の退院にあたり，食事摂取のための義歯新製を希望しているので対応してほしい，と連絡があった．本人は「がん末期で少しでも栄養を摂りたいので，早めに義歯が欲しい」と希望している．	67 独居 遠方に姉がいる
障害高齢者生活自立度：A2　　認知症高齢者生活自立度：Ⅰ（自立）	
認定情報：申請中	
既往・現病歴：膵頭部がん（末期），肝リンパ節転移，胃潰瘍 服薬：オキシコンチン錠®，ネキシウムカプセル®，アルサルミン細粒®，レンドルミンD錠®など 食事：経口摂取　自立 会話：可　　歩行：可 特記：平成2○年1月～3月にかけて体重減少（−10Kg）　1月頃から胃痛，食欲不振あり． 　　　精査目的に4月に入院したが，膵頭部癌，肝リンパ節転移の診断となる． 　　　化学療法を3クール行ったが，食指不振のため中断となった．本人には告知済である． 今後の生活の希望：自宅で自分のペースでのんびり生活したい． 　　　　　　　　　好きなものを少しずつ食べて，現在の栄養状態を維持していきたい	

本人・ご家族の歯科衛生士への要望

義歯を入れて，少しでも好きなものを食べたい．今まで口腔内の疾患を放置してしまい，残存歯が数本しかない．今後，義歯が入れば食べる意欲も出てくるのでは…と本人は義歯新製を希望している．（退院前カンファレンスにて）

口腔健康アセスメント　　 課題のリストアップ

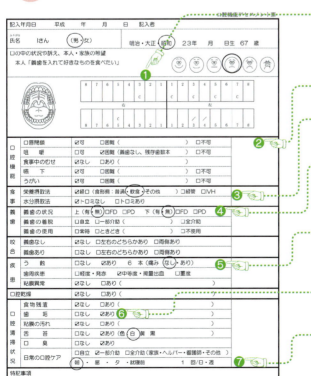

❶ 残存歯は8本であり，孤立歯と残根歯が存在するため，咀嚼が困難な状態である．

❷ 口唇閉鎖や嚥下は可能で，食事中のむせはない．

❸ 栄養摂取は経口であるが，噛めないために軟らかいものしか食べていない

❹ 義歯は一度も使用したことがない．

❺ う蝕はあるが痛みはない．

❻ 歯垢が多く，舌苔も付着している．

❼ 意欲が無く，口腔清掃は行っていない．

初回訪問

S 「義歯を作って,好きなものが食べたい」

O 食欲は低下しているが,嚥下機能には問題がない様子である.口腔内は歯垢および舌苔が付着し,口腔衛生状況は不良である.

A 口腔衛生管理が必要である.今後,急激な体調悪化が予想されるため,早急に歯科医師に義歯作製を依頼する必要がある.

P 義歯装着により咀嚼機能を向上させ,本人の好きな物,食べたい物を味わってもらう.口腔ケアを習慣にしてもらう.医師に相談したうえで,高カロリー食品も取り入れてみる.

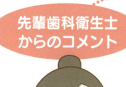
先輩歯科衛生士からのコメント

- 膵臓がんは初期症状が乏しく,発見が難しい死亡率の高い疾患です.進行が早く,腹痛や食欲低下,体重減少,腰痛,背部痛,黄疸などが現れます.

- この方は食欲不振のために化学療法が中断されたため,義歯が入れば食べる意欲も出てくるのではないか,と義歯作製を希望されました.義歯作製を急いでもらいながら,歯科衛生士としての口腔衛生管理を行います

- がん末期であり,独居でもあるため,現在だけでなく,近い将来を考え,支援体制を整えていく必要があります.現在利用しているサービスを知り,だれに口腔ケアへの協力を依頼するかを検討し,食事や口腔清掃を支援していく必要があります.

口腔健康管理計画作成のための考え方

①膵頭部がん末期で化学療法を3クール行ったが,食指不振のため中断となった.
②経口摂取は可能であるが,歯が無いために十分な咀嚼ができない状況である.
③今後,急激な体調悪化が予想される.

歯科衛生士が行う口腔健康管理計画(口腔ケアプラン)

長期目標:おいしく安全に食事をする.		
短期目標	ケア内容	期待される効果
食事を美味しく食べる	食事指導(好きなものを食べる/高カロリーの補助食品をプラスする等)	栄養確保/食事摂取量の増加/体重増加
口腔内を清潔に保つ	残存歯の口腔ケア/義歯清掃指導	口腔衛生状況を良好に保つ/快適な口腔環境を維持し,食欲増加につなげてゆく
必要物品:■歯ブラシ　■義歯ブラシ		
注意点:■本人の意欲が低下しないように,無理なプランは立てず,本人のできることから始める. ■予後を予測し,体調変化に注意しながら無理のないように指導する. ■在宅主治医,訪問看護師,ケアマネジャー等と連携する.		

本人・家族・他の職種への指導内容

	短期目標	内容
本人	口腔内を清潔に保つ	歯磨きは無理のないように，体調のよい時間に行ってください．
訪問看護師	口腔内を清潔に保つ	体調不良のため，口腔清掃を行なうのが難しいので，訪問時に口腔ケアを行なってください．口腔ケアの方法についてはご説明します（手順書を準備する）．

経過・記録

1週間後

- **S** 「抗がん剤の副作用で食べる意欲がない．歯磨きは1日1回しかできない」
- **O** 食事は3食摂っているが，果物等ごく少量である．歯垢および舌苔が多く付着しており，口腔衛生状況は不良である．
- **A** 栄養，カロリー面ともに十分ではない．体力低下により動くのがつらい様子である．口腔の衛生状態を良好に保つためには，セルフケアだけでは不十分であり，介助者による口腔衛生管理が必要である．
- **P** 食べたいもの，食べられるものを摂ってもらう．高カロリー食品で摂取できそうなものを具体的に提案する．セルフケアはできる範囲で継続してもらう．訪問看護でも口腔ケアを行ってもらうよう，お願いする．体調変化や，それに伴う口腔内の状態変化に注意していく．義歯作製を急いでもらう．

> **まとめ** この事例のように，本人のできることに限界があり，近い将来に体調悪化が予想される状況では，だれに口腔ケアの介護を行ってもらうかを考える必要があります．また，日々変化する状況を知るために，ケアマネジャーや訪問看護師と上手に連携することが必要です．

Case 10 悪性新生物（上顎洞がん）

事前情報（バックグラウンド）

依頼者：	ケアマネジャー
依頼内容：	看取りを目的に自宅に帰るので「口腔ケアの方法を相談したい」とケアマネジャーから依頼された
障害高齢者生活自立度：	C2
認知症高齢者生活自立度：	Ⅰ（自立）
認定情報：	要介護2
既往・現病歴：	上顎洞がん（末期）
服薬：	オキシコンチン®，ロキソニン®，デカドロン®，パリエット®，マグラックス®，オプソ®
食事：	経口摂取
会話：	可（話しにくさあり）
歩行：	可
特記：	
今後の生活の希望：	本人：痛みや呼吸が苦しい等が解決できるなら，自宅で過ごしたいと思っている 夫　：できるだけ本人の意向に沿っていきたい

家族構成図

（77）─（75）
　　│
□　○52　○54

本人・ご家族の歯科衛生士への要望

本人：歯磨きが怖くてできない．

夫　：口の中を本人が気にしているし，臭いもあるが，どうしたらいいのかわからない．食事も上手く食べられないので，何を食べさせたらよいのか教えて欲しい．

口腔健康アセスメント

課題のリストアップ

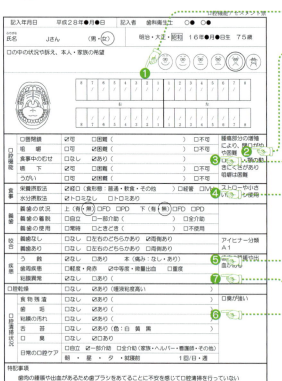

❶ 29本歯が残存している．

❷ 腫瘍部分の増殖により，閉口がやや困難になっている．

❸ 嚥下反射は問題なく起きるが，腫瘍により口唇・舌・顎の動きに制限があり，咀嚼は困難である．

❹ 経口摂取であるが，腫瘍による食べにくさがあるため，飲み物はストローを使い，食物はすりつぶした果物等を小さいスプーンで摂る程度しかできない．

❺ う蝕はないが，歯肉の腫脹や出血が認められる．

❻ 食物残渣，歯垢の付着，粘膜の汚れ，舌苔が認められ，口臭も強い．

❼ 痛みはないが，歯肉腫脹があり，出血もしやすいため，歯ブラシをあてることに不安を感じている．このため，現在は歯磨きを行っていない．

初回訪問

- S 「痛くはないですが,怖くて磨けない.この頃は,食べるのも話すのも難しいです」
- O 腫瘍の増大により,口腔内への腫脹がある.顔面の変形も認められる.
- A セルフケアは可能であるが,口腔内および顔面の腫脹により,十分な清掃は困難である.特に腫脹部分は慎重なケアが必要と思われる.
- P 自身で洗口を行ってもらう.セルフケアで清掃可能な部分については指導し,困難な部分については,訪問看護で対応してもらうように指導する.食事形態および内容を調整していく.

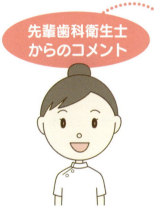
先輩歯科衛生士からのコメント

- 看取りを目的に退院し,在宅療養を行っている事例です.今後,終末期の口腔ケア依頼が増えることが予想されます.本人や家族の要望に沿いつつ,全身状態を評価しながら,口腔の専門家として介入していく必要があります.

- 口腔内に腫瘍が増大してくると,浸出液の咽頭への流れ込み,刺激による出血,粘膜損傷などが起きやすくなります.口腔ケアでは,これらに注意して慎重に行う必要があります.

- 歯科衛生士が可能な訪問は介護保険・医療保険で月に4回が限度です(居宅療養管理指導あるいは訪問歯科衛生指導).このため,毎日の口腔ケアを支えるためにどのように多職種と連携していくかがポイントとなります.この事例では訪問看護師に情報提供を行い,連携することで,適切な口腔ケアを実現しています.

口腔健康管理計画作成のための考え方

①腫瘍が大きく,口唇閉鎖,舌の運動が困難になっている.
②腫瘍による腫脹や出血に不安を感じて歯磨きを行っていない.
③歯は29本残っている.しかし,食物残渣,歯垢,粘膜の汚れ,および舌苔があり,口臭も強い.

歯科衛生士が行う口腔健康管理計画(口腔ケアプラン)

長期目標:口腔内の不快感を最小限に抑えていく		
短期目標	ケア内容	期待される効果
口腔を清潔に保ち痛みや不快感を最小限にする	口腔内を清潔にする必要性について説明する/具体的な口腔ケア方法/看護師・家族への指導	痰の絡みの減少/誤嚥性肺炎リスクの低下/口腔内の清掃状態を良好に維持することで快適性を維持する.
経口摂取の継続	食べやすい食形態の提案/食具・食べ方の検討	経口摂取が容易になる/嚥下しやすくなる/味わうことの楽しみを自覚できるようになる
必要物品: ■歯ブラシ ■ワンタフトブラシ ■洗浄液(必要に応じて表面麻酔用ゼリー,痛み止めなどを使用する) ■ガーグルベースン		
注意点: ■腫瘍部分のケアを行う場合は,できるだけ刺激を小さくし,痛みや出血を引き起こさないように注意して行う ■疾患の進行により口腔内に変化が生じることを念頭に置き,常に全身状態を把握しておく		

本人・家族・他の職種への指導内容

	短期目標	内容
家族	口腔を清潔に保つ	ご自分でできる部分は，道具（ワンタフトブラシ・歯ブラシ）などを工夫して行っていただきます．うがいの回数を増やすことで口もさっぱりしますので，ベッド上でもできるようにお手伝いをしてください．含嗽剤が処方されていますので，必要に応じて使っていきましょう．
	経口摂取の継続	お口の状況に合わせて，食べることのできる食物が変わってきます．様子をみながら調整をしていきましょう．歯科衛生士が提案していきます．
訪問看護師	口腔を清潔に保つ	ワンタフトブラシ・歯ブラシによる清掃，洗浄をお願いいたします．その道具・手順・注意事項については歯科衛生士よりお話します．

 ## 経過・記録

1週間後

- S 「痛くないです．磨ける歯の部分だけ歯磨きして，食後，うがい薬でうがいしています．話すのが大変な時は紙に書くようにしました」
- O 歯・粘膜部分ともに，出血および浸出液等が認められる．口臭は強い．筆談によりコミュニケーションは可能であり，口腔内に関連した訴えは聞き取れている．食事は，アイスクリーム，ジュース程度は可能である．経口摂取のしにくさが強くなるとともに，食欲も低下している．
- A 刺激を最小にしつつ，汚れをきちんと除去することにより，口臭や不快感を低減することができる．食べられる物，食べたいものを上手く摂ってもらう．会話が困難になっており本人が意思を伝えるコミュニケーション手段が必要．
- P セルフケアでは，前歯部の清掃と含嗽剤による洗口を，経口摂取後，就寝前，口腔に不快感があるときに行ってもらう．訪問看護時にワンタフトブラシにより口腔ケアを行う．綿球等で口腔内の拭き取りを行う場合は，できるだけ圧を加えないように洗浄し，汚れを除去し快適と感じてもらえるような状態にする．腫瘍による臭いをなくすことは難しいが，少しでも減れば家族の負担感の軽減につながる．顔面の変形により口語によるコミュニケーションが困難な場合は，筆談を用いる．

> **まとめ** 在宅療養者の口腔ケアに携わっていると，終末期の患者さんに出会うことも多くなります．「なるべく自宅で過ごしたい」ということですから，全身状態や家族の心身状態にも配慮するためには，医師や訪問看護師としっかりと情報交換を行い，連携して口腔ケアをすることが必要です．

（久保山裕子・山口朱見・大渡凡人）

Work 口腔健康管理計画書（口腔ケアプラン）作成のための演習例

1 研修会の企画

　近年，地域包括ケアシステムの構築が急がれるなか，歯科診療所の歯科衛生士に対しても，地域（病院や在宅や施設）に出て，良質な口腔環境を維持するために口腔健康管理計画書を作成して多・他の職種と情報を共有しながら連携することが重要です．そのためには，病院や在宅や施設等で活躍しており，認定をもっている歯科衛生士が中心となり，地域で歯科衛生士を育てるための研修会を積極的に開催することが人材育成および人材確保の観点からも重要です．以下の研修会の企画例を参考に積極的に実施してください．

 ### 研修会開催までのスケジュール

目的：どのような人材を育成する研修なのかを明確にする
研修開催手順：研修企画から当日までに行う内容

企画	日程・会場・内容の決定　講師依頼

募集	広報方法の検討・広報紙作成・参加者募集 申し込み者への対応（受講票の送付等）→名簿作成

事前準備	スタッフの役割分担・配布資料の印刷

当日	会場設営	マイクの確認・照明の確認・空調の温度設定
	映写機器	パソコン・プロジェクター・レーザーポインター
	受付	配布資料・受講領収書・釣銭・筆記用具等
	司会	一日の流れの把握・講師紹介のための資料

 ### 研修企画例

目的：在宅療養者の口腔健康管理ができる歯科衛生士を育てる
プログラム：

内容	時間	生涯研修単位	講師職種
在宅における医療と介護の連携：在宅療養における医療およびケアの提供	60分	在宅歯科医療の基礎 II-G	歯科医師
要介護高齢者の病態把握：歯科診療上の問題点と対応	60分	在宅歯科医療の基礎 III-C	歯科医師
訪問歯科衛生指導（居宅療養管理指導）：口腔健康管理計画（口腔ケアプラン）の立て方	120分	在宅歯科医療の基礎 VIII-D	歯科衛生士

（日本歯科衛生士会の生涯研修単位の研修項目に基づいています）

広報誌作成：歯科衛生士の手元に広報が届くような方法を検討しましょう．研修目的や内容に興味を持てるような広報紙面を作ることが必要です．企画側の思いが伝わる説明や，わかりやすいキャッチコピーを入れましょう．

2 演習のすすめ方

歯科衛生士が口腔健康管理計画（口腔ケアプラン）を立てる場合，対象となる方の背景（バックグラウンド）を知るために本人・家族・ケアマネジャー等からの事前情報と，直接ご本人とお会いして聞き取り，観察した情報が必要です．その情報の中から「漸進状況を把握して問題点」を明らかにするとともに，「それらを踏まえたうえでの口腔健康上の課題」をリストアップし，優先順位を考慮して口腔健康管理計画を立てます．

1. 口腔健康管理計画書（口腔ケアプラン） グループワークの流れ

●**事例の資料を配布します**

説明

説明1：「事前情報（バックグランド）」→全身状況の把握（資料1）
・「事前情報（バックグランド）」を説明します．
・とくに「家族構成図」読み取り方を説明します．

説明2：「本人・ご家族の歯科衛生士への要望」→口腔健康管理計画の資料とする（資料1）
・「本人・ご家族の歯科衛生士への要望」は，口腔健康管理計画を立案する際の参考資料となります．

説明3：「口腔健康アセスメント」→全身状況を踏まえた歯科医療や歯科保健に関する課題を考えるための情報提供（資料2）
・「事前情報」に引き続き，「口腔健康アセスメント」の説明を通して，全身状態を踏まえた歯科医療や歯科保健に関する課題を考えられるように説明します．

シュミレーション実習

●**6～8人のグループを作ります．**
●**グループの役割分担（司会・書記・発表者）を決めます**

ワーク

全身状態の把握
・「事前情報（バックグランド）」から療養者の抱えている問題点や問題点から予測されるトラブルを話し合います．
・全身状態における情報不足の内容があれば意見を出します．次の「KJ法」を行ううえで意見が出にくい場合は，「KJ法」が有効かもしれません．「KJ法」はディスカッションのメンバーに立場や年齢，経験などの差があっても，平等に意見を出せるところに長所があります．以下に「KJ法」の進行方法を示します．

ワーク2「KJ法」

課題出し：3課題×6～8人＝18～24課題
1) 文殊カード（資料3）を配布します（1枚で3名の意見を書くことができるカードです，切り取らないで活用します）．
2) 説明1と2から全身状態を踏まえた歯科医療や歯科保健に関する課題をカードの一番上に記載します．

ワーク2「KJ法」(つづき)

3) グループの全員の記載が終わったら，左横の人に文殊カードを渡します．今度は2段目の欄に，「上の段に書いてある隣の人が書いたものとは違う問題点（ことば）」さらに「さっき書いた自分の挙げたものとは違うもの」を書くのが大切なルールです．

4) さらにもう一度，左横の人に文殊カードを渡し，一番下に新たな課題を記載します．

課題整理

5) 文殊カードを3つに切り，バラバラにします．
6) それぞれの課題で類似している課題を集めて「島」を作ります．
7) 島ごとにタイトルを作り，島ごとの関係を線で結び相関図を作ります（**資料4**）．

口腔健康管理計画書の作成

8) 横軸を重要度，縦軸を緊急度として先の島ごとのタイトルを配置します（**資料5**，二次元展開図）．
9) 重要度と緊急度の高い項目（濃いピンク色ほど高い）を順次，選択して口腔健康管理計画書に課題解決するための「長期目標」「短期目標」「口腔衛生管理内容」「口腔機能管理内容」「期待される効果」の順に記載します（**資料6**）．
10) 併せて「本人・家族・各職種への指導内容」を本人，家族，各職種に分けて記載します（**資料7**）．

発表・まとめ

11) 各グループ2〜3分で発表します．
12) 実習責任者は発表に対して他のグループからの質疑応答を行います．
13) 実習責任者が発表の講評や奨励を行います．どのように発表するかについて（優先順位等）話し合います．

資料1

研修時に使用する症例は本書の事例から引用することもできます

事前情報（バックグラウンド）

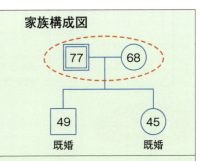

家族構成図

依頼者：ケアマネジャー
依頼内容：家族から「麻痺があり歯磨きがうまくできない．食事中のむせが多い」とケアマネジャーに相談あり，ケアマネジャーからの連絡．
障害高齢者生活自立度：B2　　認知症高齢者生活自立度：Ⅱa
認定情報：要介護4
既往・現病歴：脳梗塞後遺症（右上下肢麻痺），嚥下障害 服薬：イグザレクト®，アテノロール®，マグラックス®，レンドルミン® 食事：経口摂取（とろみつけるようにいわれているが嫌で食べないのでつけていない） 　　　一口大にしたり，軟らかいものを食べている．食事中よくむせる． 会話：談話可能 歩行：装具をつけて歩行練習している．日常的には車いす． 特記：自信を喪失し何事も家族に頼っている 今後の生活の希望：リハビリしてよくなることがあるならやりたい．最後まで自宅で過ごしたい

本人・ご家族の歯科衛生士への要望

本人：右手が使えないので歯磨きがしにくい．だからつい億劫になってうがいだけで済ませてしまう．

家族：しゃべる時や食べる時も口がうまく動かない様子．食事の時に食べにくそうだし，よくむせているのが心配．

資料2

口腔健康アセスメント

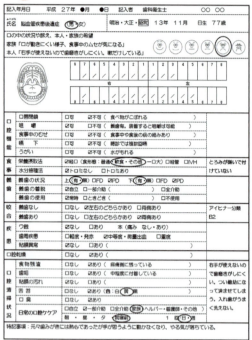

課題のリストアップ

❶

❷

❸

❹

❺

❻

❼

資料3

文殊カード

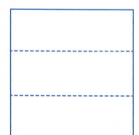

A4またはB5の紙を3等分する

資料4

島の相関図

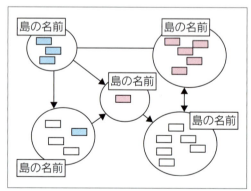

資料5

重要度と緊急度の二次元展開図

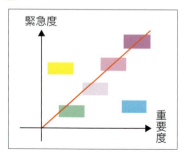

資料6

 歯科衛生士が行う口腔健康管理計画（口腔ケアプラン）

長期目標：			
	短期目標	実施内容	期待される効果
口腔衛生管理			
口腔機能管理			
必要物品			
注意点			

資料7

 本人・家族・他の職種への指導内容

担当	短期目標	内容

（久保山裕子）

MEMO

Appendix
資料編

資料編では各々のステージにおける口腔健康管理を行うために最低限必要な情報をまとめました．さらに詳細に学びたい場合は，文献を参照ください．

Appendix-1
地域包括ケアシステム

1 ─ 地域包括ケアシステムについて

　厚生労働省老人保健局主導で，介護保険事業計画の策定・実施を通じて，地域の自主性や主体性に基づき，地域包括ケアシステムの構築を目指したものです．団塊の世代が75歳以上（後期高齢者）となる2025年を目途に，重度な要介護状態となっても住み慣れた地域で自分らしい人生を最後まで続けることができるよう，住まい・医療・介護・予防・生活支援が一体的に提供される地域包括ケアシステムの構築の実現を目指しています．ところが大都市圏であるか否か，産業構造，人口構造の進捗状況の違いなどから，地域差は大きいことは確かです．そこで都道府県はもとより，市区町村ごとに「高齢者の総合相談」，「権利擁護」，「地域の支援体制づくり」，「介護予防に必要な援助」などを行うよう方向性の提示をしています．厚生労働省では，地域包括ケアシステムの構築，高齢者個人に対する支援の充実，これらを支える社会基盤の整備を進めるために，「地域ケア会議」を推進しています．私たちは，自分たちの地域での進捗状況をしっかりと把握し，どのようなことが求められているかを正しく認識しなければなりません．とくに歯科衛生士は，さまざまな職種間の連絡係・調整役としての役割が求められているようです（図A1-1）．

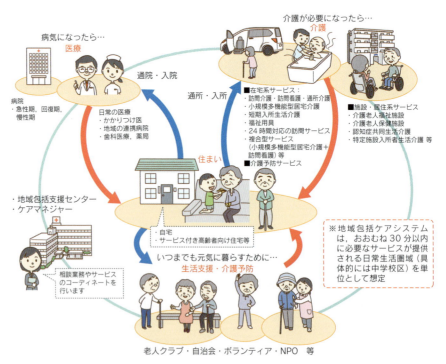

図A1-1　地域包括ケアシステム

（森戸光彦）

Appendix-2
介護保険について

1 ― 介護保険について

1-1 ― 介護保険とは
2000年4月より開始された，介護が必要な高齢者の費用負担を社会全体で支援する保険制度です．

市区町村が保険者となり運営を行い，40歳以上の人が加入者（被保険者）となっています．

1-2 ― 介護保険の目的
高齢化の進展に伴い，要介護高齢者の増加，介護期間の長期化等，介護ニーズが増大しています．その一方，核家族化の進行，介護する家族の高齢化など，支える家族をめぐる状況も変化していく中，高齢者の介護を社会全体で支え合う仕組みとしてつくられました．

制度の理念は以下のようになります．

- **自立支援**：単に介護を要する高齢者の身の回りの世話をするということを越えて，高齢者の自立を支援する．
- **利用者本位**：利用者の選択により，多様な主体から保健医療サービス，福祉サービスを総合的に受けられる．
- **社会保険方式**：給付と負担の関係が明確な社会保険方式を採用．

1-3 ― 介護保険の仕組み
実施主体は市町村であり，市町村は保険者として保険料と公費を財源とし，介護保険事業を運営します．

加入者（被保険者）

第一号被保険者（65歳以上の方，原因を問わず）

第二号被保険者（40～64歳の方で医療保険に加入している方，特定疾患による場合）

のいずれかの場合に，要介護認定を受けてそれぞれの状態に応じたサービスを受けられるようになっています．

1-4 ― 介護保険を受けるまで
要介護認定を受けるには，必要書類をそろえ，まず居住する市区町村へ申請します．調査員（市区町村の担当職員，または委託を受けたケアマネジャー）による訪問調査が行われます．

その後，介護認定審査会において，介護の要不要および要介護状態の判定が行われ，結果，非該当（自立），要支援，要介護（1～5）いずれかの区分で通知が届きます．申請から結果が届くまではおおよそ30日程度です．この間にサービスが必要であれば暫定ケアプランに沿って1割の自己負担で介護サービスを受ける

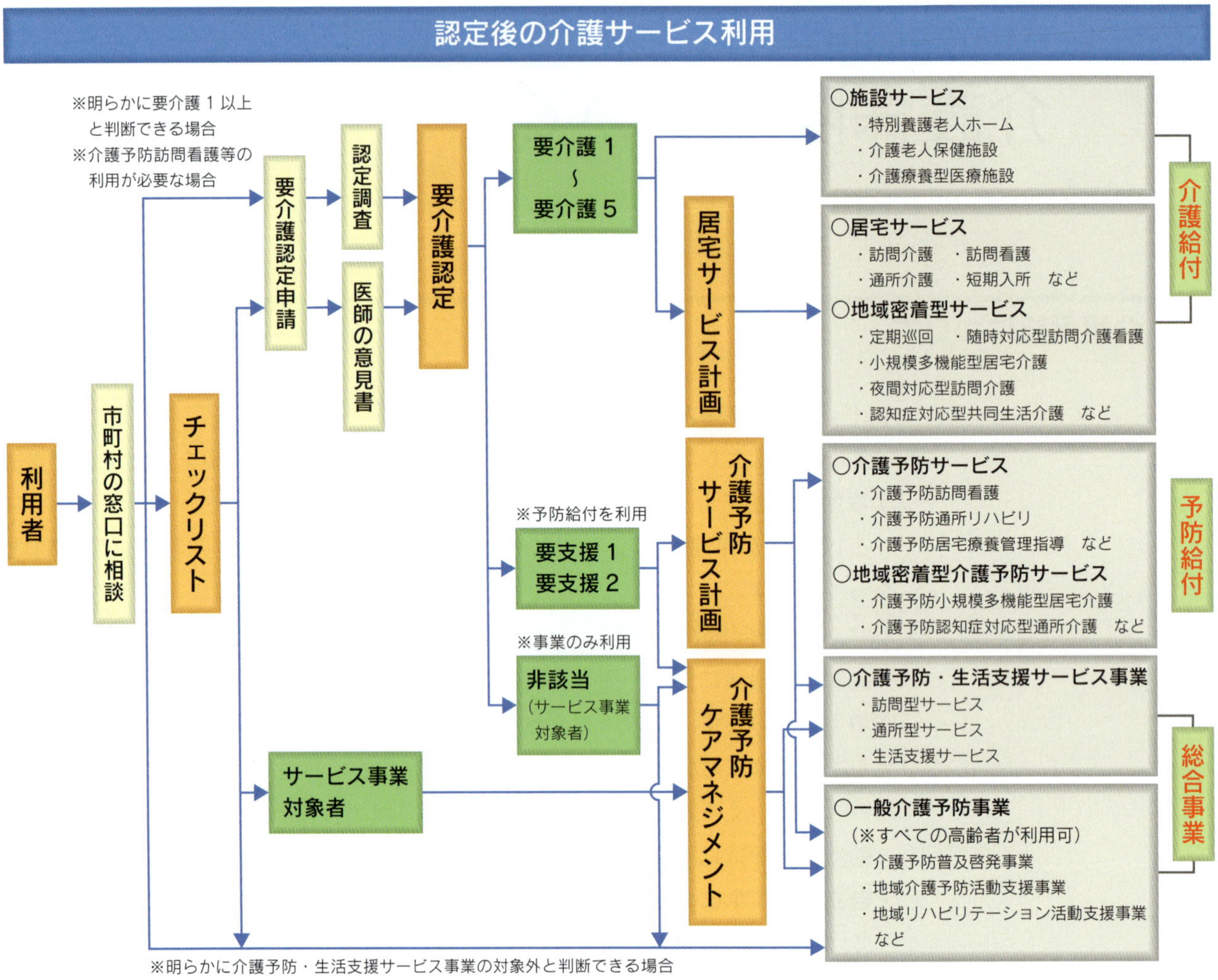

認定後の介護サービス利用

図A2-1　要介護認定と介護保険サービス（厚生労働省，要介護認定と介護保険サービス）

ことができます．

(http://www.mhlw.go.jp/file/05-Shingikai-11901000-Koyoukintoujidoukatei-kyoku-Soumuka/0000126240.pdf)

1-5 — 介護保険でのサービスとその内容

1. 訪問系サービス（訪問介護，訪問看護，訪問入浴等）：利用者の家に訪問してサービスを行うもの
2. 通所系サービス（通所介護，通所リハビリテーション等）：利用者が通ってサービスを受けるもの
3. 短期滞在系サービス（短期入所生活介護等）：利用者が泊まってサービスを受けるもの
4. 居住系サービス（特定施設入居者生活介護，認知症共同生活介護等）：利用者が居住するかたちでサービスを受けるもの
5. 入居系サービス（介護老人福祉施設，介護老人保健施設等）：利用者が居住するかたちでサービスを受けるもの

上記のようなサービスがあります（図A2-1）．

（山口朱見）

Appendix-3
口腔健康管理とは

1-1 ―「口腔健康管理」とは？

　日本歯科医学会「口腔ケアに関する検討委員会」の提案する「口腔健康管理」とは，歯科治療を含めて，さらに他職種においても広く行われている広義の意味での「口腔ケア」を「口腔健康管理」としています（図A3-1）．口腔ケアという用語は，これまで一般的に，食物残渣・舌苔などの除去，すなわち口腔清拭としてとらえられてきた背景があります．また，食事（経口摂取）のための準備がこの口腔ケアに含められている場面もあります．いずれにおいても，口腔ケアといわれる行為は，日常的な口腔内の手入れ，あるいは介護の一環ととらえるべきで，健康維持に重要な行為です．しかし，誤嚥性肺炎を予防する観点からは，口腔機能の維持，回復，向上にまつわる歯科医行為のかかわりが重要です．したがって，この点を分けて検討することは，国民の健康保持に極めて重要です．

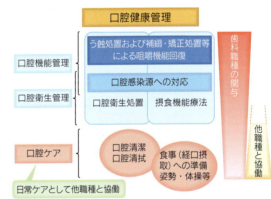

図A3-1　「口腔ケア」に変わる「口腔健康管理」のイメージ
（日本歯科医学会「口腔ケアに関する検討委員会」資料より）

　そこで，「口腔健康管理」は，歯科医療全体を示す言葉として用いることになりました．「口腔健康管理」は，「口腔機能管理」と「口腔衛生管理」に大別されます．「口腔機能管理」は，口腔機能の維持向上を目的としたほとんどの歯科治療や患者指導が，「口腔衛生管理」は，口腔の衛生状態を維持・向上させ，指導することが位置づけられました．「口腔機能管理」と「口腔衛生管理」には重複する内容も含まれています．

　一方，歯科医師や歯科衛生士などの口腔の専門家以外が行うことを「口腔ケア」としました．したがって，「口腔ケア」は，本人や他の職種も含めて実施する日常ケアとしての口腔の清潔や食事を摂るための姿勢などへの配慮を含めた準備なども指します．

（日本歯科医学会「口腔ケアに関する検討委員会」資料より）

文献

1）住友雅人：特別寄稿　新時代の歯科医療に臨む歯科衛生士に贈るツール，日衛学誌11(2)，25-31，2017．

（武井典子）

Appendix-4
口腔機能低下症とは

1 ―「口腔機能低下症」とは？

1-1 ― 口腔機能低下症とは？

　日本老年歯科医学会が示した「口腔機能低下症の概念図」を図A4-1に示しました．オーラルフレイル（活舌低下，わずかなムセ，食べこぼし，咬めない食品の増加）は，地域保健事業や介護予防事業等のポピュレーションアプローチでの対応が有効でありますが，

　「口腔機能低下症（後述）」は歯科診療所での積極的な対応が必要です．早期に介入することで，口腔機能障害（摂食嚥下障害や咀嚼機能不全）へ進行することを予防して，高齢者の豊かな食生活や健康維持をサポートしていくことが大切です．2018年の医療費改定で，老化等に伴い口腔機能の低下が認められ，高齢者のうち，特に機能低下が著しく継続的な管理が必要な患者に対する評価の加算が新設されました．

1-2 ― 口腔機能低下症の検査と診断

　歯科医師，歯科衛生士が，「口腔機能低下症」の検査を行い，歯科医師の診断を基に，口腔衛生管理および口腔機能管理に積極的に介入することで，高齢者の豊かな食生活と健康維持を実現していくことが大切です．口腔機能を，咀嚼，嚥下，構音，唾液，感覚の5つに分けて，①口腔不潔（舌苔の付着程度），②口腔乾

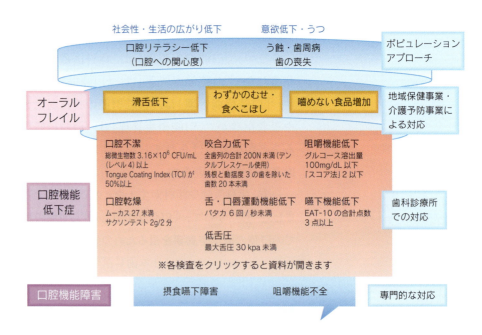

図A4-1　「口腔機能低下症」概念図（一般社団法人日本老年歯科医学会）

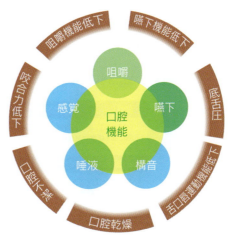

図A4-2 「口腔機能低下症」の検査（一般社団法人日本老年歯科医学会）

検査項目	検査器機	実測値	評価基準	評価基準に該当する
1. 口腔不潔	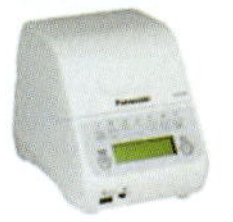	CFU/mL	$3.16×10^6$ CFU/mL （レベル4） 以上	はい / いいえ
2. 口腔乾燥	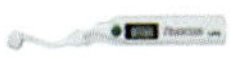		27.0 未満	はい / いいえ
3. 咬合力低下	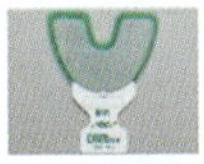	N	200N 未満	はい / いいえ
4. 舌口唇運動機能低下	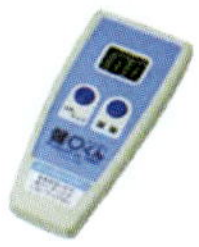	パ/pa/ 回/秒 タ/ta/ 回/秒 カ/ka/ 回/秒	どれか1つ でも 6回/秒 未満	はい / いいえ
5. 低舌圧	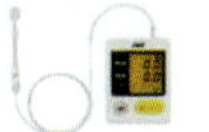	kPa	30kPa 未満	はい / いいえ
6. 咀嚼機能低下	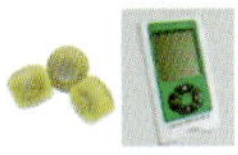	mg/dL	100mg/dL 未満	はい / いいえ
7. 嚥下機能低下		合計点数	合計点数 3点 以上	はい / いいえ

図A4-3 「口腔機能低下症」の診断（一般社団法人日本老年歯科医学会）

燥（口腔粘膜湿潤度，唾液量），③咬合力低下（感圧シートによる咬合力検査），④舌口唇運動機能（オーラルディアドコキネシス），⑤低舌圧（舌圧検査），⑥咀嚼機能低下（グミゼリーによる咀嚼能力検査），⑦嚥下機能低下（嚥下スクリーニング検査EAT-10，聖隷式嚥下質問紙）の7つから検査します（**図A4-2**）．**図A4-3**に日本老年歯科医学会の口腔機能低下症の診断基準を示しました．「はい」が3つ以上あれば「口腔機能低下症」と診断することが示されています．**図A4-4**には，嚥下スクリーニングツール（EAT-10）の調査項目を示しました．口腔機

EAT-10（イート・テン）

嚥下スクリーニングツール

Nestlé NutritionInstitute

氏名:　　性別:　　年齢:　　日付:　　年　　月　　日

目的

EAT-10は、嚥下の機能を測るためのものです。
気になる症状や治療についてはかかりつけ医にご相談ください。

A. 指示

各質問で、あてはまる点数を四角の中に記入してください。
問い:以下の問題について、あなたはどの程度経験されていますか?

質問1:飲み込みの問題が原因で、体重が減少した
0=問題なし
1
2
3
4=ひどく問題

質問2:飲み込みの問題が外食に行くための障害になっている
0=問題なし
1
2
3
4=ひどく問題

質問3:液体を飲み込む時に、余分な努力が必要だ
0=問題なし
1
2
3
4=ひどく問題

質問4:固形物を飲み込む時に、余分な努力が必要だ
0=問題なし
1
2
3
4=ひどく問題

質問5:錠剤を飲み込む時に、余分な努力が必要だ
0=問題なし
1
2
3
4=ひどく問題

質問6:飲み込むことが苦痛だ
0=問題なし
1
2
3
4=ひどく問題

質問7:食べる喜びが飲み込みによって影響を受けている
0=問題なし
1
2
3
4=ひどく問題

質問8:飲み込む時に食べ物がのどに引っかかる
0=問題なし
1
2
3
4=ひどく問題

質問9:食べる時に咳が出る
0=問題なし
1
2
3
4=ひどく問題

質問10:飲み込むことはストレスが多い
0=問題なし
1
2
3
4=ひどく問題

B. 採点

上記の点数を足して、合計点数を四角の中に記入してください。　合計点数（最大40点）

C. 次にすべきこと

EAT-10の合計点数が3点以上の場合、嚥下の効率や安全性について専門医に相談することをお勧めします。

図A4-4　嚥下スクリーニングツール EAT-10（ネスレヘルスサイエンス[3]より）

の低下をきたしている患者に，口腔機能の回復または維持を目的として，当該患者またはその家族の同意を得て，口腔機能評価に基づく管理計画を作成し，療養上必要な指導を行う必要があります．

文献

1）口腔機能低下症に関する基本的な考え方：日本歯科医学会 http://www.jads.jp/basic/pdf/document-180328-02.pdf
2）水口俊介，津賀一弘，池邉一典ほか：高齢期における口腔機能低下―学会見解論文 2016年度版―，老年歯学31（2），81-99，2016.
3）ネスレ日本株式会社 ネスレ ヘルスサイエンス カンパニー：ネスレヘルスサイエンス栄養評価ツール EAT-10．https://www.nestlehealthscience.jp/inform/documents/eat-10_japanese.pdf（アクセス日 2018/08/06）

（武井典子）

Appendix-5
口腔機能・口腔清掃管理に用いるアイテム

要介護者の口腔ケアに特化したアイテムは，口腔衛生を目的としたものに加えて，近年口腔機能の維持・回復を目的とした器具も開発され進化を続けています．それぞれの特性を理解したうえで，適切な選択をして正しく使用しましょう[1,2]．

1 — 口腔清掃管理用品

要介護者の口腔には食物残渣が残りやすく，厚い舌苔がみられることが多くあります．また，唾液分泌機能が低下して，口腔が乾燥するドライマウス（口腔乾燥症）も少なくありません．そのため，口腔粘膜に付着した汚れは痂皮状を呈し，容易には除去できなくなります．これらの汚れは口腔内微生物の温床となり，放置すると誤嚥性肺炎をはじめとする感染症を引き起こすリスクが高くなります．器質的口腔ケアの目的は，この温床を除去することです．

1-1 — 吸引歯ブラシ（図A5-1）

うがいが自立していないケースでは，口腔ケア時に吸引を必要とする場合があります．吸引歯ブラシは，ブラシの中に吸引するための穴が開いており，そこから唾液や汚物を吸引することができます．病院や老人保健施設などでは，ベッドサイドに吸引設備があることが多く，その吸引装置に接続して口腔ケアを行うことができます[3]．

1-2 — 口腔ケア用スポンジ（図A5-2）

先端がスポンジでできた棒状の清掃用品です．粘膜を傷つける危険性が低いので，要介護者の口腔ケアによく用いられます．乾燥したまま使用すると粘膜が傷つくことがあるので水分を吸収させてから使用します．口腔ケア用スポンジは使い捨てです．衛生面から1回の使用で捨てるようにしましょう．また，先端のスポンジ部分を咬みこんでしまうと，外れることがあるので，誤飲・誤嚥させないよう注意が必要です．

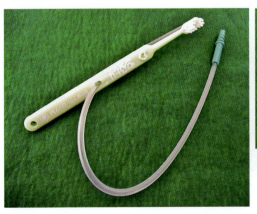

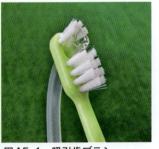

図A5-1 吸引歯ブラシ
ブラシの中にチューブが組み込まれていて吸引装置に接続できる

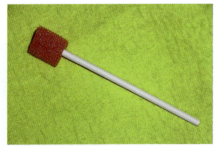

図A5-2 口腔ケア用スポンジ
粘膜を傷つけにくいので介護の現場で広く使用されている

1-3 — 口腔粘膜用ブラシ（図A5-3）

粘膜清掃用に軟らかい毛が植毛されたブラシです．全周に軟毛が植毛されているものは粘膜歯肉移行部，口蓋，舌の清掃に有用です．そのほかに，汚れを絡めとるように使用する球状のブラシや，ヘッドが幅広くできた歯ブラシ型の製品などがあります．口腔粘膜用ブラシは，口腔ケア用スポンジに比べて経済的ですが，十分に洗浄・乾燥して使用する必要があります．

1-4 — 舌ブラシ

舌苔は微生物のリザーバーとなるばかりでなく，口臭の原因となります．使用にあたっては，舌乳頭を傷つけないように愛護的に行います．乾燥が強い場合は，口腔保湿剤を使用して舌苔を十分に軟化させてから除去します．また，舌根部を触ると吐き気をもよおし，口腔ケアの拒否につながるので注意をします．

1-5 — 口腔ケア用ウェットシート

口腔ケア専用のウェットティッシュです．水分を含んでいるため水を使う必要がなく，誤嚥の危険性が高い要介護者の粘膜ケアをする際に有効です．手軽に使用できる一方で，要介護者に不快な思いをさせないよう口腔内での動かし方や強さの加減などに注意を要します．

1-6 — 開口保持器

開口状態の保持が困難な場合に使用します．開口位置を維持するため，いったん開口したところで上下の歯の間に咬ませて使用します．指に装着して開口保持と術者の指の保護効果を兼ね備えるタイプや，チューブタイプのもの，照明機能を兼ねそなえたものなどが市販されています（図A5-4）．いずれのタイプも強い力がかかるので，使用前に異常がないか確認すること，異常がみられなくても，定期的に交換するといった安全面での配慮が必要です．

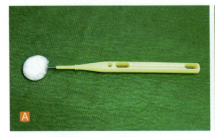
A ヘッドが綿毛のように軟らかい

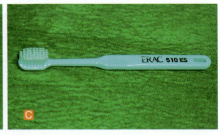
B 球状のブラシで粘膜の汚れを絡めるように除去する

C 軟らかいブラシと大きめのヘッドの歯ブラシ型

図A5-3　各種口腔粘膜用ブラシ

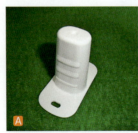
A 指の保護器具を兼ねる

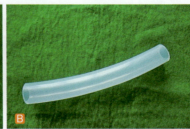
B チューブタイプ

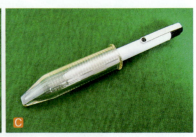
C ペンライトに装填できる

図A5-4　各種開口保持器

1-7 ― 口腔保湿剤

　口腔保湿剤はドライマウスの保湿ケアに使われるだけでなく，口腔ケアをスムーズに行うために日常的に使用されます．さまざまな製品が市販されていますが，その剤形から液状のリキッドタイプと粘性をもったジェルタイプに分類されます[4]．痂皮状の汚れが付着したケースではジェルタイプのほうが効果的です．

　使用にあたっては手指や口腔ケア用スポンジに保湿剤を1～2cm取り，舌，舌下部，口蓋，頬，口唇の粘膜をマッサージするように塗布します．この状態のまま2～3分すると，痂皮状の汚れに保湿剤が浸透して，容易に除去できるようになります．

2 ― 口腔機能訓練器具

　口腔リハビリテーションを必要とする高齢者の増加に伴い，専用の器具が開発されています．これらの器具は，口輪筋のトレーニングを主に行うもの，舌のトレーニングに特化したもの，そのどちらの訓練も行えるよう工夫されたものがあります．これらは，摂食嚥下の準備期，口腔期，咽頭期にかかわる筋肉をトレーニングするものです．したがって食道期に対する直接的な効果は期待できません．低下している機能を評価して選択することが必要です．

2-1 ― パタカラW® (パタカラ) (図A5-5)

　上下の口唇の間に装着して，口唇の閉鎖運動，すなわち，主に口輪筋，頬筋，オトガイ筋のストレッチ運動を行う器具です．使用により，①口唇閉鎖力の向上，②表情筋の活性化，③口唇閉鎖による嚥下筋および呼吸筋との協調運動の改善が効果として考えられています[5,6]．

2-2 ― りっぷるとれーなー® (松風) (図A5-6)

　口輪筋を中心とした表情筋をトレーニングして，口唇閉鎖力向上をはかる器具です[7]．口唇ホルダー部分を上下の口唇ではさみ，口唇を閉じて力をいれてプルリングを引張りトレーニングします．高齢者が安全にトレーニングできるように誤飲防止ストッパーがついています．

2-3 ― インリップス® (ドクターエル) (図A5-7)

　頬粘膜を刺激し頬筋を鍛える美容器具として開発された器具です．口輪筋のストレッチにも応用が可能で流涎抑制効果が報告されています[8]．

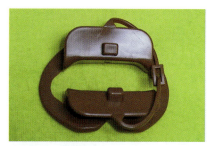

図A5-5　パタカラ

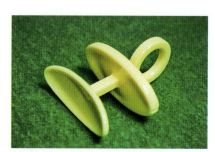

図A5-6　りっぷるとれーなー

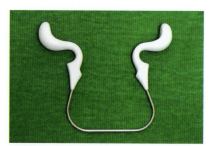

図A5-7　インリップス

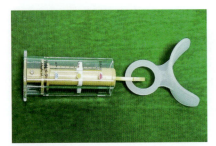
図A5-8 リットレメーター

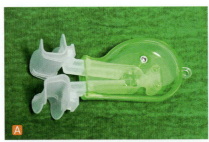
図A5-9 ⒜とじろーくんMメディカル ⒝あげろーくんMメディカル

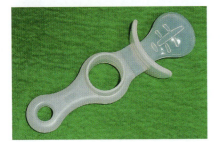
図A5-10 ラビリントレーナー

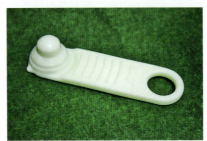
図A5-11 ペコぱんだ

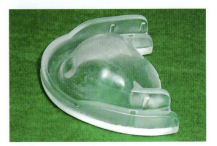
図A5-12 キープアップ

2-4—リットレメーターMedical®（オーラルアカデミー/日本歯科商社）
（図A5-8）

口輪筋のトレーニング器具．測定器具として口輪筋の引張り強さを測ることができるので，結果を数値で評価することが可能です[9]．

2-5—とじろーくんMメディカル®，あげろーくんMメディカル®
（オーラルアカデミー/日本歯科商社）（図A5-9）

「とじろーくんMメディカル」は口輪筋の閉鎖力を，「あげろーくんMメディカル」は口唇と舌筋をトレーニングする器具です．これらを使用したトレーニングにより筋機能が向上し，唾液の分泌が促進されるといわれています[10]．

2-6—ラビリントレーナー®（コナミスポーツライフ）（図A5-10）

名前の由来が，ラビアル（labial）＝口唇の，リンガル（lingual）＝舌の，ということで，唇と舌の訓練器具という意味です．この器具を用いてラビリン体操という運動を食前に10分間行うと，口唇と舌の機能訓練ができるというものです[11]．

2-7—ペコぱんだ®（ジェイ・エム・エス）（図A5-11）

舌の機能を効果的に鍛えるように開発された器具です．パンダの鼻に相当する突起部を口腔内で舌により押し潰すもので，力を抜くと鼻が元の位置に復元します．舌の機能に応じて5種類の硬さから選択してトレーニングします[12,13]．

2-8—キープアップ®（キープアップ）（図A5-12）

強化しにくい舌根部のトレーニングができる器具です．材質は熱可塑性樹脂で，お湯を使って簡単に歯列にあわせたカスタマイズが可能．口蓋部にある斜面版を舌で押し上げることにより舌筋を，咬合部を咬むことで咀嚼筋群をトレーニングします[14]．

文献

1) 廣瀬知二編：口腔ケア用品の選択と使用．デンタルハイジーン，32(12)：1-48，2017．
2) 廣瀬知二ほか：今，地域で歯科は何をしているのか？第5回リハビリテーションを含めた口腔ケア

に使用されるアイテム．地域リハ，12(5)：419-424，2017．
3) 阪口英夫：はじめよう介護予防プラクティス 口腔ケア 摂食・嚥下リハ NST 第22回 器質的口腔ケアに用いる口腔ケア用具．GPNet，53(10)：62-66，2006．
4) 廣瀬知二：口腔ケア 適切な口腔保湿剤の選択・使用方法．難病と在宅ケア，17(10)，56-59，2012．
5) 高橋潤一ほか：パタカラを使用した口腔筋機能療法の可能性を探る．日本歯科評論，722：149-158，2002．
6) 秋広良昭：新・臨床に役立つすぐれモノ パタカラ・口唇閉鎖筋力トレーニング器具．デンタルダイヤモンド，30(1)：128-13，2005．
7) 上田貴之：有床義歯装着後に咀嚼困難を訴えたら．日補綴会誌，9(3)：211-215，2017．
8) 山﨑博嗣ほか：口腔リハビリ器具を用いた流涎効果に関する臨床的研究．フランスベッド・メディカルホームケア研究・助成財団研究助成・事業助成報告書，11：140-169，2000．
9) 鈴木設矢ほか：口腔機能と免疫を向上させる口腔リハビリテーション．デンタルダイヤモンド，41(5)：238-247，2016．
10) 鈴木設矢ほか："バイオセラピー"で口腔機能を育もう．DHstyle，11(2)：9-27，2017．
11) 秋本和弘ほか：口唇と頬の構造と機能訓練Ⅱ．機能訓練．老年歯医，23：140-144，2008．
12) 菊谷 武ほか：これ，いいね！「ペコぱんだ」を利用した舌のレジスタンス訓練．日本歯科評論，851：133-136，2013．
13) 津賀一弘：高齢者の口腔機能向上への舌圧検査の応用．日補綴会誌，8(1)：52-57，2016．
14) 宗廣素徳：舌は下でなく上に．文芸社，東京，2011，86-88．

(廣瀬知二)

Appendix-6
口腔衛生管理のポイント

1 ― 口腔清拭と粘膜ブラシによる口腔清掃の比較

　一般的には，入院患者や要介護者に対しては，ガーゼやスポンジブラシを用いた「口腔清拭」が行われていますが，客観的な指標を用いて「口腔清掃」が有効であるかは確認されていません．そこで，口腔内の状況を合わせるために，まず無歯顎の入院患者で，入院後から看護師による口腔清拭を行っていた患者102名（男性32名，女性70名，平均年齢88.6±7.3歳）を対象に，病態が落ち着いて検査が可能となった状態にて口腔清拭の評価を実施しました．その後，口腔清掃に変更して2週間後に口腔清掃の効果を評価しました．評価指標は細菌学的および機能的な視点から，①最近カウンタによる細菌数，②シルメル試験紙による唾

口腔清拭と粘膜ブラシによる口腔清掃の比較

【対象者】
2016年2月～2017年2月に急性期病院に入院中であり，
無歯顎の患者102名
（男性32名，女性70名，平均年齢88.6±7.3歳）

【方法】
1) 入院直後から看護師による口腔清拭実施
　（実施期間：13.5±18.3日）
2) 病状が安定して検査後に，粘膜ブラシによる口腔清掃へ変更し2W後に評価（実施期間：10.2±3.6日）
3) 検査（評価）は細菌カウンタ，唾液湿潤度，口唇閉鎖の状態

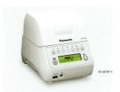

Bacterial Counter (Panasonic)

(61名, p<001, X^2検定)

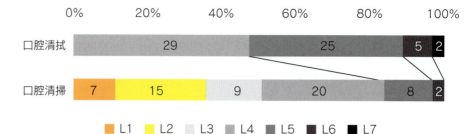

図A6-1　口腔清拭時に細菌カウンタがレベル4以上の患者の変化

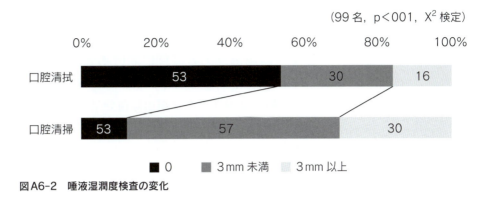

図A6-2 唾液湿潤度検査の変化

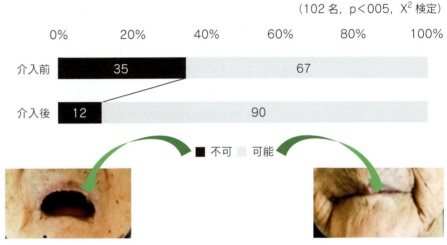

図A6-3 安静時の口唇閉鎖の変化

液湿潤度，③安静時の口唇閉鎖の状態により検討を行いました．

その結果，①口腔清拭から口腔清掃へ変更して細菌レベル標準以上者が減少（p＜0.01，図A6-1），②唾液湿潤度が改善（p＜0.01，図A6-2），③口唇閉鎖の状態が改善（p＜0.05，図A6-3）しました．

今回，口腔清拭から口腔清掃に変更した結果，粘膜ブラシによる口腔への刺激により唾液分泌が増加し，その結果として自浄作用が促進され細菌数が減少し，さらに口腔機能の改善につながる可能性が示唆されました．一方で，病態が安定するまでの期間に行った口腔清拭と安定後に行った口腔清掃では患者の回復状況が異なるため，今後はその違いが結果に影響しない方法で検討する必要があります．

文献

1) 仲程尚子，島袋純子，新垣智子，大城工，比嘉良喬，武井典子，高田康二，石井孝典：某急性期病院における高齢者の口腔清掃法の検討 第2報 清拭と清掃の効果に関する検討，日衛学誌，12(1)：84，2017．

2 — 有効な義歯清掃法の検討

2-1 — 義歯清掃の各過程における除菌効果

有効な義歯清掃法を検討するために，義歯清掃の各過程における偏性嫌気性菌（総菌数）およびカンジダ菌の除菌効果を臨床的に確認しました．対象者は，特別養護老人ホーム入所者のうち，全部床義歯を常用している高齢者17名中，予備調査でカンジダが検出された11名の内，本人および家族の了解が得られた5名（80〜89歳）です．昼食後，対象者の義歯を水洗しないまま，ただちに研磨面の細菌（偏性嫌気性菌）数検査およびカンジダコロニー数の検査を行いました．菌採取は，①清掃前，②義歯ブラシによる物理的清掃後，③義歯洗浄剤による化学的清掃（15分）後，④再度物理的清掃後に行いました（図A6-4）．

その結果，個人別の義歯清掃の各過程において検出された偏性嫌気性菌は，義歯ブラシによる物理的清掃により検出細菌数は減少傾向を示し，さらに，義歯洗浄剤による化学的清掃後には細菌は検出されませんでした．このことにより，義歯表面を清潔に保つためには，義歯ブラシによる物理的清掃のみでは不十分であり，化学的清掃を組み合わせることが有効であることが確認されました（図A6-5）．また，個人別の義歯清掃の各過程において検出されたカンジダコロニー数は，物理的清掃後，なお10^3以上検出された義歯は，その後の化学的清掃⇒再度物理的清掃を行っても，減少傾向は示したが，完全に除去することはできませんでした（図A6-6）．

以上の結果より，歯周病菌などの偏性嫌気性菌は，化学的清掃により除菌できず，カンジダが検出された義歯は，ステップ①〜③までの義歯清掃を行っても，1回の義歯清掃では除菌できないことが明らかとなりました．とくに，化学的清掃後に再度，義歯ブラシを使用して物理的清掃をていねいに行うことが重要であることが示されました．

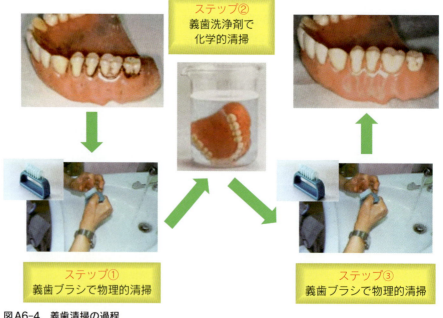

図A6-4　義歯清掃の過程

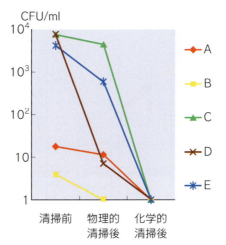

図A6-5 個人別の義歯清掃の各過程ごとの検出菌数（嫌気性菌）の変化

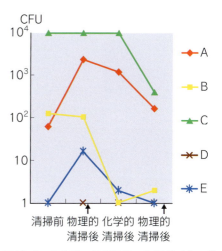

図A6-6 個人別の義歯清掃の各過程ごとの検出カンジダ菌数の変化

> 目的：給吸ブラシを使用した粘膜ケアおよび義歯清掃の効果把握（粘膜ブラシは試作品）
> 対象：東京都の特別養護老人ホーム入所者6名（無歯顎で義歯を有する要介護者高齢者，69～93歳）

方法：

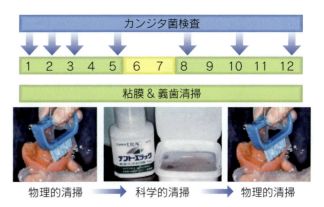

図A6-7 毎日の義歯および粘膜清掃の効果

2-2─毎日の義歯および粘膜ケアの必要性

そこで，毎日の継続的な義歯清掃および粘膜ブラシを使用した口腔清掃の効果を調べました．対象者は，特別養護老人ホーム入所者6名（A～F：無歯顎で義歯を常用しており予備調査で上顎義歯床粘膜面からカンジダが検出された要介護者，69～93歳）です．月曜日から金曜日まで毎日，歯科衛生士が義歯洗浄剤を使用した義歯清掃および粘膜清掃（口腔清掃）を行い，土曜日と日曜日は実施せず，翌週，同様の清掃を行いました（図A6-7）．

その結果，毎日の口腔清掃により，義歯および舌のカンジダは減少したが，清掃を土・日曜日に2日間中断すると，カンジダは増加し，その後，月曜日から清掃を継続することにより，再び，減少しました（図A6-8）．

以上の結果より，カンジダが検出された高齢者は，毎日の義歯洗浄剤を使用し

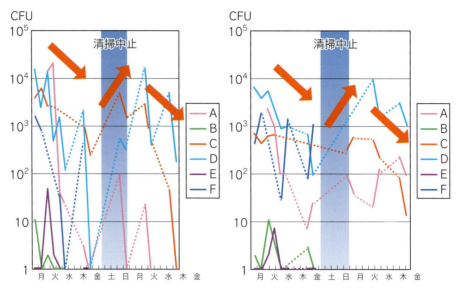

図A6-8　個人別検出カンジダ菌数の変化（左：義歯，右：舌）

た義歯清掃および粘膜清掃が重要であることが明らかとなりました．一般的に抵抗力が低い高齢者には，カンジダが増殖している可能性が高いことから，毎日の義歯洗浄剤を使用した義歯清掃および粘膜清掃が極めて重要であると考えられます．

文献

1) 武井典子，渋谷耕司，福島正義，岩久正明ほか：義歯の物理的および化学的清掃による除菌効果に関する研究．口腔衛生学会誌，50(4) 550-551，2000．
2) N. TAKEI, K. SHIBUYA, M. FUKUSHIMA, T. FUKUDA, S. TAKENAKA, M. IWAKU：Efficacy of a New Oral Mucosa Brush for Dependent Elderly. JOURNAL OF DENTAL RESEARCH, Volume 80 Special Issue (IADR Abstracts), 595, Chiba, Japan, June 27-30, 2001.
3) Noriko Takei, Masayoshi Fukushima, Takashi Fukuda, Koji Shibuya and Masaaki Iwaku：Order-made Oral Care for the Elderly based on an Assessment of their Independence and Oral Condition (Ⅲ) Efficacy of Oral Mucosa and Denture Cleaning for the Edentate Dependent Elderly, J. Jpn. Gerodont, 18：134～138, 2003.

（武井典子）

歯科衛生士のための
食べるを守るシームレスケア
急性期・回復期・施設・在宅における
口腔健康管理

ISBN978-4-263-42255-7

2018年8月10日　第1版第1刷発行

監　修　公益社団法人
　　　　日本歯科衛生士会
編　者　森戸光彦ほか
発行者　白　石　泰　夫
発行所　医歯薬出版株式会社

〒113-8612　東京都文京区本駒込1-7-10
TEL.(03)5395-7638(編集)・7630(販売)
FAX.(03)5395-7639(編集)・7633(販売)
https://www.ishiyaku.co.jp/
郵便振替番号 00190-5-13816

乱丁，落丁の際はお取り替えいたします　　　　　　印刷・真興社／製本・皆川製本所
© Ishiyaku Publishers, Inc., 2018. Printed in Japan

本書の複製権・翻訳権・翻案権・上映権・譲渡権・貸与権・公衆送信権(送信可能化権を含む)・口述権は，医歯薬出版(株)が保有します．
本書を無断で複製する行為(コピー，スキャン，デジタルデータ化など)は，「私的使用のための複製」などの著作権法上の限られた例外を除き禁じられています．また私的使用に該当する場合であっても，請負業者等の第三者に依頼し上記の行為を行うことは違法となります．

JCOPY ＜出版者著作権管理機構 委託出版物＞
本書をコピーやスキャン等により複製される場合は，そのつど事前に出版者著作権管理機構(電話03-3513-6969, FAX 03-3513-6979, e-mail:info@jcopy.or.jp)の許諾を得てください．